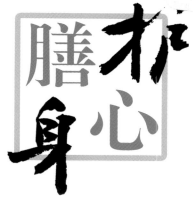

膳护心身

—— 居家食疗药膳应用指南

Jujia Shiliao Yaoshan Yingyong Zhinan

任晖 ◎ 主编

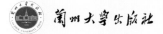

兰州大学出版社

图书在版编目(CIP)数据

膳护身心:居家食疗药膳应用指南／任晖主编. —
兰州:兰州大学出版社,2014.9
ISBN 978-7-311-04574-6

Ⅰ.①膳… Ⅱ.①任… Ⅲ.①食物疗法—指南 Ⅳ.
①R247.1-62

中国版本图书馆 CIP 数据核字(2014)第 227824 号

策划编辑　施援平　王曦莹
责任编辑　施援平　王曦莹
封面设计　张友乾

书　　名　**膳护身心——居家食疗药膳应用指南**
作　　者　任　晖　主编
出版发行　兰州大学出版社　（地址:兰州市天水南路 222 号　730000）
电　　话　0931-8912613(总编办公室)　0931-8617156(营销中心)
　　　　　0931-8914298(读者服务部)
网　　址　http://www.onbook.com.cn
电子信箱　press@lzu.edu.cn
印　　刷　甘肃兴方正彩色快印有限公司
开　　本　787 mm×1092 mm　1/16
印　　张　14.75
字　　数　305 千
版　　次　2014 年 10 月第 1 版
印　　次　2014 年 10 月第 1 次印刷
书　　号　ISBN 978-7-311-04574-6
定　　价　58.00 元

编写委员会

主　任　刘维忠

副主任　尚裕良　益瑞渊　王　胜　任　晖　苏　平

主　编　任　晖

副主编　黄　刚　张军荣

编　委　（按姓氏笔画排序）

王　玉　王彩霞　田卫东　冯胜利　孙开军　刘喜平

张　炜　李志成　李　薇　徐明丽　袁仁志　黄　坤

序

　　健康是人类社会永恒的主题，是人类全面发展的基础和必要条件。

　　近年来，随着我国经济社会快速发展，人民生活水平显著提升，人们向往和追求健康美好生活的愿望愈加强烈。同时，新一轮医疗改革取得阶段性成效，人民群众的基本医疗卫生需求逐步得到保障，这也为大健康理念的确立创造了良好的条件和现实可能。

　　2013年9月，国务院印发了《关于促进健康服务业发展的若干意见》，提出"到2020年，基本建立覆盖全生命周期、内涵丰富、结构合理的健康服务业体系，打造一批知名品牌和良性循环的健康服务产业集群，并形成一定的国际竞争力，基本满足广大人民群众的健康服务需求"，而我省的"坚持中西医并重，充分发挥中医药优势作用，用尽可能少的费用维护居民健康"的医改方针，正契合了国家医疗发展的战略部署。

　　基于上述思想，原甘肃省卫生厅在2013年组织举办了全省首届医疗机构食疗药膳应用骨干培训班，以倡导医疗卫生机构加强和推广药膳的应用。为配合培训班的举办，特组织编写了培训教材（初本），希望各医疗机构营养科、公共卫生科、膳食科的管理人员通过学习，掌握一定的药膳知识，坚持预防为主、防治并举的方针，遵循"食药同源"的原则，将药膳广泛应用于临床康复和营养改善，通过"辩证施食"，促进患者身体的康复，起到防病、治病、养生的作用。

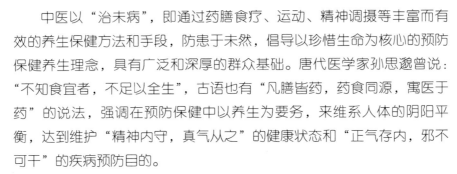

中医以"治未病",即通过药膳食疗、运动、精神调摄等丰富而有效的养生保健方法和手段,防患于未然,倡导以珍惜生命为核心的预防保健养生理念,具有广泛和深厚的群众基础。唐代医学家孙思邈曾说:"不知食宜者,不足以全生",古语也有"凡膳皆药,药食同源,寓医于药"的说法,强调在预防保健中以养生为要务,来维系人体的阴阳平衡,达到维护"精神内守,真气从之"的健康状态和"正气存内,邪不可干"的疾病预防目的。

显药膳作为中医药的一部分,不仅有辅助治疗疾病的功效,也有防病养生的作用,其特点就是中药与食物相结合,以达到"良药不苦口,食之味美,观之形美,效在饱腹之后,益在享乐之中"的美好境界。在祖国中医药药膳发展的历史长河中,药膳养生保健形成了独具特色的中华养生文化。这既是我国医药学宝库的瑰宝,也是我国菜肴宝库中的一颗明珠,是东方营养学的翘楚。英国近代生物化学家和科学技术史专家李约瑟说:"在世界文化当中,唯独中国人的养生学是其他民族所没有的。"这便是我们将培训教材重新整理,面向全社会编辑出版的初衷。

在此,我希望全省各级医疗机构积极倡导健康的生活方式,加大健康教育力度,不断提高公民的健康意识和健康素养,在全省形成重视和促进健康的社会风气,进而推动我省以中医为特色医改工作的不断深入;也期望大家高度重视食疗药膳这个民族传统瑰宝,并不断弘扬光大,让食疗药膳为维护人们的健康发挥更大的作用。

甘肃省卫生和计划生育委员会主任

刘维忠

2014年9月

目　录

第一章　药膳基础 …………………………………… 001

　　食疗与药膳 …………………………………… 001

　　药膳的特点 …………………………………… 001

　　药食的性能 …………………………………… 002

　　药膳的适用范围 ………………………………… 004

第二章　四季养生药膳 ……………………………… 005

　　春季养生药膳 ………………………………… 005

　　夏季养生药膳 ………………………………… 015

　　秋季养生药膳 ………………………………… 029

　　冬季养生药膳 ………………………………… 037

第三章　滋补保健药膳 ……………………………… 049

　　补益气血药膳 ………………………………… 049

　　开胃消食药膳 ………………………………… 064

　　防癌抗癌药膳 ………………………………… 074

　　美容美体药膳 ………………………………… 085

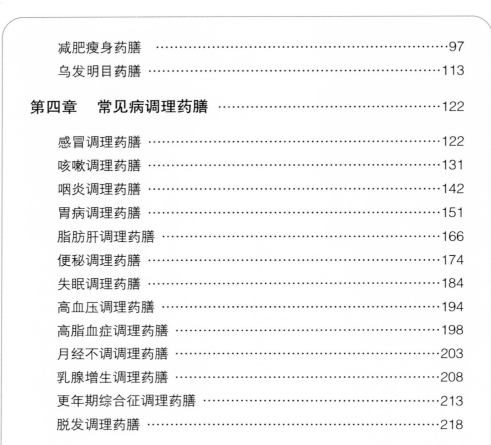

减肥瘦身药膳 ················· 97

乌发明目药膳 ················· 113

第四章　常见病调理药膳 ················· 122

感冒调理药膳 ················· 122

咳嗽调理药膳 ················· 131

咽炎调理药膳 ················· 142

胃病调理药膳 ················· 151

脂肪肝调理药膳 ················· 166

便秘调理药膳 ················· 174

失眠调理药膳 ················· 184

高血压调理药膳 ················· 194

高脂血症调理药膳 ················· 198

月经不调调理药膳 ················· 203

乳腺增生调理药膳 ················· 208

更年期综合征调理药膳 ················· 213

脱发调理药膳 ················· 218

食材索引 ················· 222

第一章 药膳基础

随着科学技术的发展和生活水平的提高,人们的食品和保健观念在不断变化更新,吃不再仅仅是为了活命,而是需要吃得更有益于人体健康、祛病延年。

食疗与药膳

食疗在我国古代最早混称为"食治""食养","治"与"养"没有严格的区别。唐代医学家孟诜的著作《食疗本草》问世后,"食疗"之称渐盛。

药膳之称,最早见于《后汉书·列女传》:"母亲调药膳思情笃密……",是在"食治""食养"的基础上逐渐形成的一种独特膳食。

医药以祛病,饮食以强身,这是保健的两个方面。中医药膳含医、食为一体,是根据我国源远流长的中医药理论,以中药和食物相配伍,加入适当调料经炮制、烹调加工而成。它取药物之性,用食物之味;食借药力,药助食功,相得益彰。

药膳的特点

(1)注重整体,辨证施膳

中医认为,人体是一个有机的整体,人与自然界也是一个有机的整体。人体内阴阳平衡、气血调和,才能保证身体健康。人生活于自然界,察受天地阴阳之气而生,应与自然界的气候、环境的变化相适应。如果由于气候的异常变化或人们过度劳累、精神压力大、饮食不节制等诸多因素使人体气血、阴阳的平衡失调，又不能自行恢复，就会产生疾病。同样，生于大自然的各种动植物中药材也察受天地阴阳之气而生，具有四气、五味。与中药的药性一样，食物也具有食性。用食物、药物的功效来调节人体的气血、阴阳的失衡，即是药膳食疗之根本所在。

(2)防治兼宜,效果显著

药膳尽管多是平和之品，但其防治疾病和健身养生的效果却是比较显著的。食用一般膳食的主要目的是为了消除饥饿、维持生存和获得一种物质享受，服用一般中药的目的则是为了治疗疾病。食用药膳，除上述两个目的兼而有之外，其最主要的目的还是为了使有病者得以治疗、体弱者得以增强体质、健康者得以更加强壮。

(3)良药可口,服食方便

药膳多为药、食两用之品，并有食品的色、香、味等特性；即使加入了部分药材，由于注意了中药性味的选择，通过药材与食物的调配仍可制成美味可口的药膳。

药膳的烹调，主要以炖、煮、煨、蒸为主。这样可使中药和食物在较长时间受热过程中，最大限度地释放出有效成分，增强功效。同时，药膳烹调的特点是以药物和食物的原汁原味为主，做到既具补益作用，又具菜肴鲜美的特点。

药食的性能

中药有性味归经的学说，食物也有性味归经。各种食物由于所含的成分及其含量多少的不同，对人体的作用也就不同，从而表现出各自的性能。

(1)药食的四气

四气又叫四性，指药物或食物具有寒、热、温、凉4种不同的性质。寒和凉为同一性质，仅是程度上的不同，凉次于寒；温和热为同一性质，也是程度上的差异，温次于热。此外，有的药物或食物，多具滋阴、清热、泻火、解毒的作用，能够纠正热性本质，保护人体阴液，减轻或消除热性病证；而凡属温热性的药物或食物，多具有助阳、温里、散寒等作用，能够扶助人体阳气，纠正寒性体质，减轻或消除寒性病征。

(2)药食的五味

五味，是指药物或食物所具有的辛、甘、酸、苦、咸5种不同的味道。不同味的药物或食物具有不同的作用，味相同的药物或食物其作用也相近似或有共同之处。

辛味药物或食物具有发散、行气、行血、健胃等作用，多用于表证，如生姜、胡荽等。

甘味药物或食物具有滋养、补脾、缓急、润燥等作用，多用于机体虚弱或虚证，如山药、大枣等。

酸味药物或食物具有收敛、固涩、止泻的作用，多用于虚汗、久泻、遗精等精不内藏的病证，如乌梅等。

苦味药物或食物具有清热、泄降、燥湿、健胃等作用，多用于热性体质或热性病证，如苦瓜、黄芩等。

咸味药物或食物具有软坚、润下、补肾、养血等作用，多用于瘰疬、痰核、痞块等病证，如海带、海蜇等。

此外，还有淡味和涩味。淡味药物或食物具有渗湿、利尿的作用，多用于水肿、小便不利等病证，如茯苓、薏米、冬瓜等；涩味药物或食物具有收敛固涩的作用，与酸味药物或食物作用大致相同。

(3)药食的升降浮沉

在正常情况下，人体的功能活动有升有降，有浮有沉，升与降、浮与沉的相互协调平衡就构成了机体的生理过程，反之就会导致机体的病理变化。能够改善、消除升降浮沉失调病症的药物或食物，就相对地分别具有升、降、浮、沉的作用，还可因势利导，有利于祛邪外出。

李时珍指出：酸咸无升，辛甘无降，寒无浮，热无沉。

(4)药食的归经

归经就是把药物或食物的作用范围或选择性与人体脏腑经络联系起来，以明确它对机体脏腑经络所起的作用。药物或食物的归经还与其五味理论有关，其中辛能入肺，甘入脾，酸入肝，苦入心，咸入肾。

药膳的适用范围

(1)预防疾病,摄生自养

中老年人脏腑功能衰退,容易患一些老年病、慢性病,可利用药膳来防病。如吃玉米粉、黄豆粉糊、洋葱炒黑木耳,防高血脂、冠心病;服南瓜、山药粥、苦瓜炒黄鳝,防治糖尿病。

(2)扶正祛邪,增强免疫

中医药膳理论认为,免疫功能属正气范围,补肾、补气、补血的药膳,大都有扶正固本、增强免疫力的作用。如山药、黄芪、枸杞子等调配的药膳,能提高抗病能力,有益健康长寿。

(3)抗衰益寿,治慢性病

健康长寿,是人类永恒的追求。但慢性病已成为威胁健康的危险杀手。中医药膳在治疗慢性病延缓衰老方面有独特疗效。如黄芪粥治中老年人慢性肾炎,对消除尿蛋白效果显著。血管动脉硬化症吃山楂桃仁露、银耳山楂汤等有较好疗效。

总之,与其求救治于有疾之后,不若摄养于无疾之先,上工不治已病治未病。

第二章　四季养生药膳

　　人体健康与四季气候的变化是紧密相连的。春生、夏长、秋收、冬藏，这是四季交替的自然规律，也是人体的代谢规律。春季万物生发，人体阳气渐生，膳食也要从温补、辛甘逐渐过渡到清淡养阴；夏季阳气盛极，人体易因新陈代谢旺盛而伤津耗气，此时的膳食要以清淡生津为主；秋季风高气燥，膳食上要相应地以滋阴润燥为好；冬季万物闭藏，同时也是滋补的最佳季节，这一季节的膳食既要壮阳又要护阴。

春季养生药膳

饮食宜清淡

　　春季天气开始转暖，风多物燥，是万物发生的季节，草木开始繁盛，充满生机，同时也是人体肝脏的当令之时。

　　在春季，人体阳气的发散现象比较明显，气血趋于表，聚集一冬的内热向外发散，肝气充足易上火，出现皮肤干燥、口唇干裂、舌苔发黄等症状，易发生热性传染病。

　　此时的饮食应由冬季的厚重转为清淡，适当食用辛温升散的食品，不宜过食油腻、辛辣刺激的食物，以免助阳外泄、肝火上攻，引起头昏头晕症；应当选食一些清淡的梨、柚子、甘蔗等果品，有上火症状者可食绿豆汤、金银花茶、菊花茶、莲子芯茶，取其清淡、甘凉，以免积热在内。

多甘少酸养脾气

　　春季肝气易升发，肝木太过则克脾土。由于肝属木，味为酸；脾属土，味为甘，五行木胜土，所以春季饮食，应少吃酸味，多吃甘味、养肝清肝之品。唐代孙思邈在《千金方》中说："春七十二日，省酸增甘，以养脾气。"此外，春季宜食一些辛辣味的食物，如葱、生姜、韭菜、蒜苗等，可养春气。《千金方》载"二三月宜食韭"，即指吃这些食物对于人体春季的阳气生发很有好处。

黄绿蔬菜防春困

春困使人感觉疲乏、精神不振，应多吃红黄色和深绿色的蔬菜，如胡萝卜、番茄、青椒、青菜等，对恢复精力，消除春困很有好处。

★猪肝粥

▲ 适用人群

儿童。

▲ 用法宜忌

不宜连续服用。

▲ 材料

鲜猪肝50克，大米250克，盐、鸡精适量。

▲ 做法

（1）大米淘洗干净，用清水浸泡30分钟。

（2）鲜猪肝洗净，切成薄片。

（3）大米放入锅中，加入适量水，武火煮沸后转文火煮至米粒开花。

（4）加入猪肝片迅速打散，煮至猪肝熟后，加入少许盐、鸡精调味即可。

▲ 功用解析

春天是儿童生长最快的季节，猪肝中含有丰富的蛋白质、卵磷脂和微量元素，有利于儿童的智力发育和身体发育。

★翡翠荠菜粥

▲ 适用人群

脾气虚者，见食少便溏、神倦体乏、小便不利、水肿，各年龄段均有。

▲用法宜忌

荠菜性寒凉，素体阳虚、胃寒怕冷、手足不温、脘腹冷痛者不宜大量长期食用。

▲材料

大米、新鲜荠菜各100克，姜末少许。

▲做法

（1）将大米淘洗干净，倒入锅中，加适量水煮沸，转文火煮约20分钟。

（2）新鲜荠菜择洗干净，留根，切成2厘米长的节，放入锅中同煮15分钟，成粥。

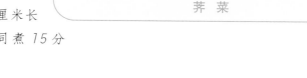

荠　菜

（3）加入姜末，搅拌均匀，继续熬煮5分钟，早晚随量温服即可。

★玫瑰枸杞粥

▲适用人群

阴虚火旺、肝郁气滞者，见口干舌燥、五心烦热、腰膝酸软、气郁不舒、两肋胀满，女子月经不调等。

▲用法宜忌

早、晚随量服食。本膳为滋阴理气之品，脾胃功能失调、久泻不愈、素体痰湿较重、大便黏腻者不宜久服。

▲ 材　料

大米100克，枸杞子10克，干玫瑰花15克。

▲ 做　法

（1）将大米淘洗干净，倒入锅中，加适量水，武火煮沸，转文火继续熬煮20分钟。

（2）枸杞子洗净，放入锅中，继续煮沸15分钟。

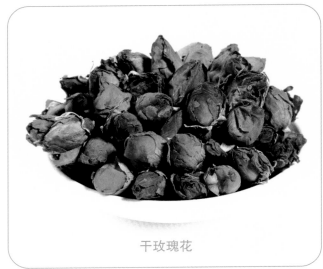

干玫瑰花

（3）干玫瑰花用清水浸泡约半小时，关火前10分钟将玫瑰花放入粥中，搅匀即可。

▲ 功用解析

大米可补中益气、健脾止泻、固护脾气；枸杞滋补肝肾之阴，主治虚劳痿弱、阴虚火旺；玫瑰花气味芳香，疏肝解郁，能理气调经。三者共煮成粥，有滋阴健脾、疏肝理气之功效。此粥可改善血糖和胆固醇水平，滋补肝脏，促进肝细胞新生。

★ 韭菜粥

▲ 适用人群

便秘者及男子阳痿、早泄者。

▲ 用法宜忌

早、晚随量服用。韭菜性热助阳，凡阴虚体质或身有痔疮者不宜食用。

▲ 材料

大米100克，韭菜250克。

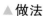

▲ **做法**

（1）韭菜择洗干净，切2厘米段；大米淘洗干净，用水浸泡30分钟。

（2）大米放入锅内，加适量水武火煮沸，转文火煮至米粒开花。

（3）加入韭菜段稍煮即可。

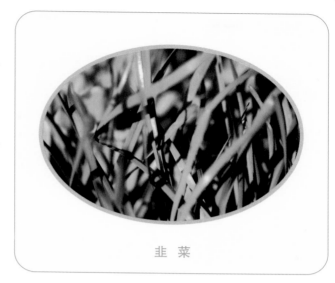

韭 菜

★ 蜜饯胡萝卜粥

▲ **适用人群**

脾肺气虚者，见食欲不振、腹胀、咳喘痰多、视物不明。

▲ **用法宜忌**

早、晚服食或做午后点心。平素脾虚泄泻者不宜单次大量食用。

▲ **材料**

大米100克，胡萝卜35克，蜜饯苹果脯20克，蜜饯杏脯、冰糖各15克。

▲ **做法**

（1）将胡萝卜洗净，加清水用榨汁机打碎，制成蓉、汁。

（2）将大米淘洗干净，倒入锅内，加适量水，武火煮沸，转文火继续熬煮20分钟。

（3）粥中加入胡萝卜蓉，汁，用武火烧沸，加入蜜饯苹果脯、蜜饯杏脯、冰糖，转文火慢煮20分钟即可。

▲ **功用解析**

本膳能改善食欲不振、咳嗽多痰等症，特别是春天干涩、头屑增多现象；用蜜饯胡萝卜煮粥调理，也有一定的防治作用。

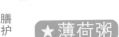

★薄荷粥

▲适用人群

中年人。

▲用法宜忌

早、晚餐温热服食。

▲材料

薄荷15克，大米50克，冰糖适量。

▲做法

（1）大米洗净，用清水浸泡30分钟。

（2）薄荷放入洗净的砂锅中，加入适量清水，武火煮沸，转文火煮熬5分钟，去渣留汁，将大米放入煮熬成粥。

（3）加入适量冰糖，搅拌至冰糖融化即可。

▲功能解析

春季吃些薄荷粥，可以清新怡神、疏风散热、增进食欲、帮助消化。

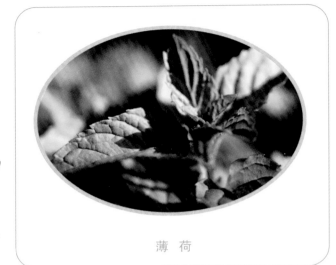

薄　荷

★山药红枣粥

▲适用人群

中老年人。

▲用法宜忌

早晚温服。红枣最好去核，因为红枣核容易在春季阳气升发时引起上火。

▲材料

鲜山药、大米各100克，红枣10克，白糖适量。

▲做法

（1）将鲜山药去皮、洗净、切片，大米淘洗干净，红枣洗净、去核。

（2）大米放入锅中，添加适量清水，武火煮沸后加入山药片、红枣，再次煮沸后转文火煮至米烂粥稠。

（3）加适量白糖搅匀调味。

▲**功用解析**

此粥中的红枣性质平和，能养血安神，是春季良好的补品。

★玉米芡山药粥

▲**适用人群**

脾胃虚弱者，见食少纳差、腹胀、大便溏泄、全身无力、心悸气短等。

▲**用法宜忌**

可早晚随时服用。本品偏于温补，对脾虚胃寒者尤为适宜。中焦有实热，便干、便秘者不宜服用；糖尿病患者勿加冰糖。

▲**材料**

玉米面粉100克，芡实粉、山药各50克，冰糖10克。

▲**做法**

（1）山药洗净，上笼蒸煮后，去皮，切成小丁。

（2）玉米面粉、芡实粉用沸水搅匀，制成面糊。

（3）锅中加入适量清水，先以武火烧沸，慢慢倒入混和好的面糊，转文火，继续熬煮10分钟。

（4）将山药丁放入锅中与面糊混合，搅匀，同煮成粥，加入冰糖调味即可。

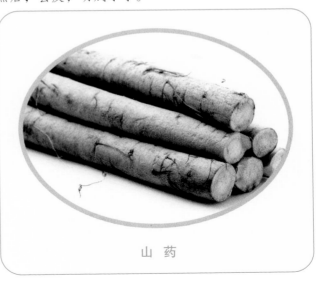

山 药

▲ **功用解析**

山药、芡实味甘性平，具有健脾养肝、滋肺益气、补肾固精等功效，与健脾开胃的玉米面共煮成粥以达健脾养肝宜胃、滋阴润燥之功效。本膳还具有降压降脂、轻身减肥等功效，也适用于高血压、高血脂、脂肪肝、肥胖者。

★肉苁蓉烧兔肉

▲ **适用人群**

男子阳痿，女子不孕、白带多、月经量多、腰腿冷痛、血虚、便秘者。

▲ **用法宜忌**

阳盛体质者慎用。

▲ **材料**

肉苁蓉20克，兔肉300克，料酒、酱油、姜、葱各10克，盐4克，白糖3克，高汤300毫升，植物油适量。

▲ **做法**

（1）将肉苁蓉洗净，去鳞片，切薄片；兔肉洗净，剁成3厘米见方的块；姜洗净，切片；葱洗净，切段。

（2）炒锅置武火上烧热，加入植物油，烧至六成热，放入兔肉略翻炒。

（3）再加入肉苁蓉、葱段、姜片、料酒、酱油、白糖、盐及高汤，烧熟装盘即可。

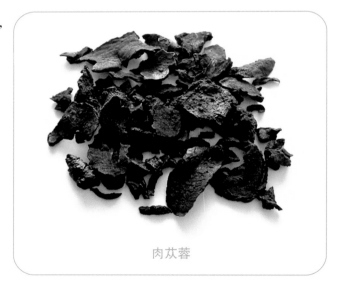

肉苁蓉

★ 怀山烧鸡翅

▲ 适用人群

气短乏力、食欲不振、大便溏稀者。

▲ 用法宜忌

皮肤过敏者慎用，内热便秘的人不宜食用。

▲ 材料

怀山药25克，小白菜150克，鸡翅250克，料酒、姜、葱各10克，盐、白糖各3克，植物油50克，高汤100毫克。

▲ 做法

（1）将怀山药洗净，浸泡1夜，去皮，切薄片；小白菜用盐水煮熟，沥水，装盘；鸡翅洗净；姜切片；葱切段。

（2）将锅置火上，加入植物油烧热，下入鸡翅略煎，加入料酒、怀山药、白糖，炒至变色。

（3）锅中加入姜片、葱段、盐、高汤，烧熟，将鸡翅盛入小白菜盘中即可。

★ 枸杞子烧牛肉

▲ 适用人群

中老年视物不清、腰膝无力者。

▲ 用法宜忌

感冒发烧，身体有炎症、腹泻的人，在发病期间忌食。

▲ 材料

枸杞子20克，牛肉300克，小白菜150克，料酒、酱油、姜、葱各

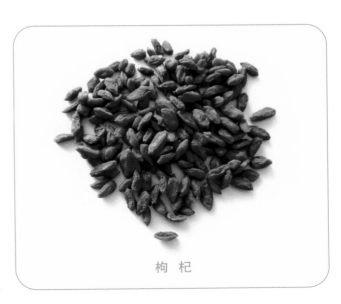

枸　杞

10克，盐4克，白糖3克，高汤300毫升，植物油50克。

▲ **做法**

（1）将枸杞子去杂质，洗净；牛肉洗净，切4厘米见方的块；小白菜洗净，用盐水煮熟，沥干水分，摆在盘子周围；姜洗净切片；葱洗净切段。

（2）将砂锅置武火上烧热，加入植物油，烧至六成热，下入葱段、姜片爆香，再加入牛肉、料酒、酱油、白糖、高汤，烧熟。

（3）放入枸杞子、盐，炒匀，盛入装有小白菜的盘子中间即可。

▲ **功能解析**

补肝肾、明眼目、增气力。枸杞子味甘性平，有补肾滋阴、养肝明目等功效，适用于肾亏遗精、腰膝酸软、头晕目眩、两眼昏花等症。

夏季养生药膳

夏季切忌过食生冷

　　夏季是暑热湿之时，天气炎热，出汗较多，过食生冷、寒冷之物则伤脾胃。尤其是老人及儿童：老人的脾胃消化吸收能力已逐渐衰退，儿童的消化机能尚未充盈。在夏季，暑热邪的侵入，影响了脾胃的消化吸收功能，再过食生冷食物、冷饮，就会损害脾胃。

　　生冷食物是寒性食物，寒湿互结，损及脾阳胃气，导致泄泻、腹痛之症发生。故夏季饮食宜甘寒、清淡，多食新鲜蔬菜或利湿、清暑之品，选择西瓜、冬瓜、绿豆、白扁豆、莲子等食物，酸梅、冰糖煎水代茶饮等，取其清热、解暑、利湿、养阴益气之功。此外，还可常吃绿豆粥、荷叶粥、薄荷粥等。

夏季滋补忌过腻

　　夏季滋补与冬季滋补不同，夏季食欲减退，脾胃功能较为迟钝，此时食用清淡之品有助于开胃增食、健脾助运，如过食肥甘腻补之物，则至胃呆脾伤，影响营养的消化吸收。夏季饮食宜选择荔枝、梨、红枣、猪肉、牛肉、鸡肉、鸽肉、豆浆、甘蔗等清补之品。在盛夏季节，平时阴虚的人，即使常服参、茸等温补之品者，也应减服或停服，以免引起身体不适。

　　中医认为，山药、红枣具有健脾益气的作用，且补而不腻，非常适合脾胃虚弱者夏季煮粥喝，且两者均具有提高机体免疫力的作用，可有效对抗夏季因酷暑而造成的免疫力降低。

　　蜂蜜、牛奶、莲藕、银耳、豆浆、百合等，既可益气养阴，又可养胃生津，是夏季体弱多病、出汗较多、食欲不振者的食疗佳品。

夏季调补特点

　　夏天要吃利水渗湿的食物，因为夏天酷热高温，湿热邪气易入侵人体，人常喜冷饮、饮水多，外湿入内，使水湿困脾，脾胃升降、运化功能产生障碍，积水为患。常吃利水渗湿的食物能健脾，健脾而升降运化功能恢复，行其水湿。

★清炖鸭块冬瓜

▲适用人群

需滋阴润肺者。

▲用法宜忌

脾胃虚寒者应少食用。

▲材料

鸭肉 1500 克，冬瓜 500 克，葱段、姜片、盐、料酒适量。

▲做法

（1）鸭肉洗净，切块，放在沸水锅内焯一下，捞出，冲去血沫。

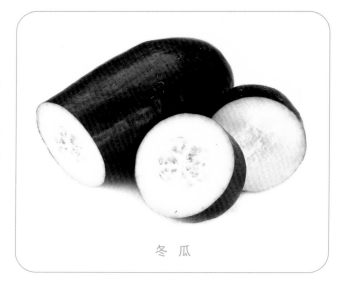

冬 瓜

（2）冬瓜洗净，削去皮，切块。

（3）砂锅内放水煮沸，放入鸭块（水没过鸭块）、葱段、姜片，煮沸后烹入料酒。

（4）继续煮到鸭块八成熟，放入冬瓜，待鸭块、冬瓜都熟烂，放入盐即可。

▲功用解析

鸭肉性凉味甘，甘能补虚，凉能清热；冬瓜性微寒，味甘，清热利水、解暑化湿。

★芦笋牛乳冬瓜汤

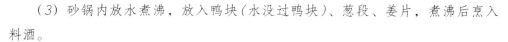

▲适用人群

水肿、腹水、脚气足肿、急性肾炎水肿、喘咳、夏日血压高、头昏脑涨者。

▲用法宜忌

脾胃虚弱、阴虚消瘦者不宜服用。

▲ **材料**

白芦笋 300 克，鲜牛奶 500 毫升，冬瓜 30 克，盐、味精、水淀粉、香油、鸡汤适量。

▲ **做法**

（1）白芦笋洗净、切段，用沸水略焯，捞出。

（2）冬瓜去皮、瓤，洗净，切厚块。

（3）锅中放入鸡汤、芦笋段、冬瓜块煮沸，加盐、味精烧 5 分钟，加入鲜牛奶继续熬煮。

（4）烧沸 2 分钟后，淋入水淀粉勾芡并淋入香油即可。

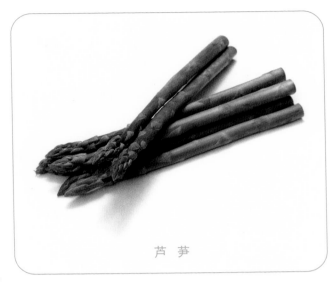

芦　笋

★山药百合炖鳗鱼

▲ **适用人群**

夜盲症、贫血、肺结核患者。

▲ **用法宜忌**

感冒、发热、红斑狼疮患者，以及患慢性病和水产品过敏者忌食。

▲ **材料**

鳗鱼 750 克，山药、百合各 50 克，枸杞子 5 克，盐、料酒、白糖、醋、酱油、花椒、植物

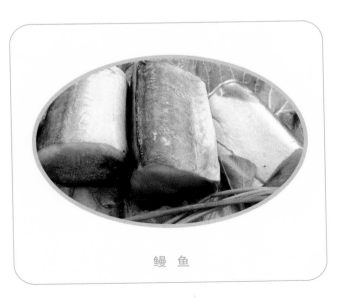

鳗　鱼

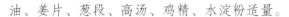

油、姜片、葱段、高汤、鸡精、水淀粉适量。

▲ 做法

（1）鳗鱼洗净，切块，用盐、料酒、葱段、姜片腌渍10分钟；山药去皮，洗净，切片；百合、枸杞子分别洗净备用。

（2）锅中倒入植物油，烧热，放入花椒炸出香味，再放入腌好的鳗鱼块，加料酒翻炒，再加入适量高汤，放入山药片，然后依次放入酱油、鸡精、盐、白糖，用武火烧沸后转文火炖20分钟。

（3）炖好后放入百合、枸杞子，用武火烧2分钟，待百合、枸杞子熟后倒入少量水淀粉、醋调味即可。

★绿豆炖藕

▲ 适用人群

暑热烦渴、眼热红肿、丹毒、痈肿以及有虚火等症者。

▲ 用法宜忌

脾胃虚寒者慎用。

▲ 材料

鲜藕500克，绿豆100克，肉汤800毫升，姜片15克，盐5克，胡椒粉少许。

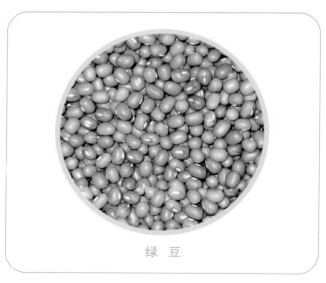

绿 豆

（1）绿豆洗净，用清水泡2小时；鲜藕去皮，去节，洗净，切成梳子背形的块。

（2）砂锅置火上，注入肉汤，烧沸后下藕片、绿豆、生姜片同煮。绿豆酥烂时加入胡椒粉、盐调味即可。

★枸杞菊花饮

▲适用人群

风热感冒、头痛眩晕、目赤肿痛、高血压患者，以及长期使用电脑者。

▲用法宜忌

白菊花性凉，体虚、脾虚、胃寒者，以及平时易腹泻者不要冷饮。

▲材料

白菊花、枸杞子、绿茶各10克，白糖适量。

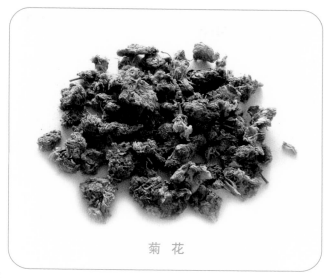

菊 花

▲做法

将枸杞子、白菊花与绿茶混合，与适量白糖同置茶杯内，冲入沸水200毫升，加盖浸泡片刻即可。

▲功能解析

白菊花具有散热、清肝明目、解毒之功效，枸杞子能滋养肝肾；白菊花能提神明目，绿茶则可减轻辐射。

★鸭肉冬瓜粥

▲适用人群

暑热、头胀、胸闷、口渴、小便短赤、夏季暑热泄泻者。

▲用法宜忌

脾肺虚弱、阴虚火旺者不宜过多服用。宜作中、晚餐服食。

▲ **材料**

冬瓜500克，净鸭1只，大米200克，鲜荷叶半张，冬菇5朵，陈皮3克，盐、葱花、姜蓉、香油适量。

▲ **做法**

（1）冬瓜去皮、瓤，洗净，切厚块；冬菇用温水泡发，去蒂，洗净，切片；鸭肉洗净，切大块。

（2）大米洗净，浸泡半小时后沥水，放入锅中，加入适量清水，煮沸。

（3）将冬菇片、冬瓜块、鲜荷叶、陈皮一同放入锅中，转文火继续熬煮20分钟。

（4）另取一锅，将鸭肉炖至熟，放入粥中，同煲1小时，最后加入盐、葱花、姜蓉、香油调味即可。

★薏米绿豆粥

▲ **适用人群**

对泄泻、水肿、面部痤疮、扁平疣、胃癌、子宫癌等症有辅助治疗作用。

▲ **用法宜忌**

夏季可每1~2周食用一次。面部痤疮、扁平疣患者可经常食用。阴虚之人不宜食用。

▲ **材料**

大米100克，薏米、绿豆各50克。

▲ **做法**

（1）将薏米、大米、绿豆洗净，浸泡2小时。

（2）锅里放水煮沸，将薏米、大米、绿豆放入

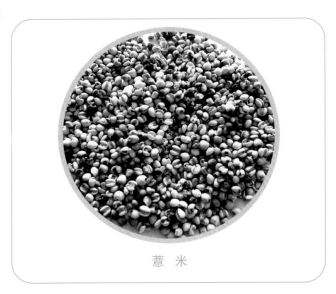

薏 米

锅内煮沸，用文火煮至米、豆烂熟即可。

▲ **功能解析**

本膳有补益元气、调和五脏、清暑利水、安神、止消渴、利肿胀、解毒等功效。

★荷叶粥

▲ **适用人群**

头昏脑涨、胸闷烦渴、泄泻、小便少而黄者，以及高血压、高血脂、肥胖症等患者。

▲ **用法宜忌**

夏季温热服用。

▲ **材料**

鲜荷叶1张，大米100克，白糖40克，红枣10克。

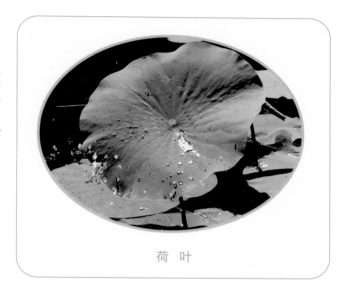

荷　叶

▲ **做法**

（1）鲜荷叶切成5块，洗净；大米淘洗干净。

（2）将净砂锅置火上，注入1000毫升清水，放入荷叶、大米、红枣。

（3）用中火烧沸，改用文火慢煮至米烂汤稠；拣出荷叶不用，加白糖调味即可。

★红枣莲子百合粥

▲ **适用人群**

脾胃虚弱，证见食少纳差、腹胀、大便溏泄、全身无力、心悸失眠者，以及慢性疲劳综合征、亚健康状态、结核病、神经官能症、过敏性紫癜、再生障碍性贫血、血小板减少性紫癜、缺铁性贫血、血友病等人群。

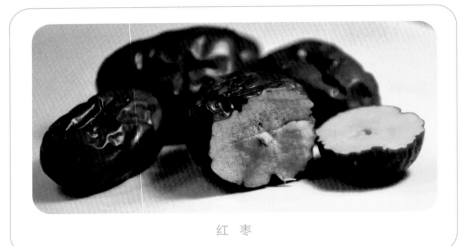

红 枣

▲ **用法宜忌**

　　早晚温热服食。莲子是滋补之品，便秘者忌用。

▲ **材料**

　　红枣10颗，鲜百合50克，莲子15克，大米100克。

▲ **做法**

　　（1）莲子在清水中泡开，去芯，放在清水锅中煮20分钟。

　　（2）红枣泡开，去核，洗净。

　　（3）大米淘洗干净，与红枣一起倒入莲子锅中，加适量清水煮沸，转文火煮至八成熟。

　　（4）百合洗净，瓣成小瓣，放入粥锅中煮5分钟停火即可。

★莲子银耳羹

▲ **适用人群**

　　日常保健或脾胃虚弱者。

▲ **用法宜忌**

　　每日清晨食用。便秘者忌食莲子。

▲材料

去芯莲子30克，银耳20克，冰糖少许。

▲做法

（1）将莲子、银耳洗净备用。

（2）锅中放入400毫升水，放入莲子、银耳用文火煮烂，放冰糖少许即可。

▲功能解析

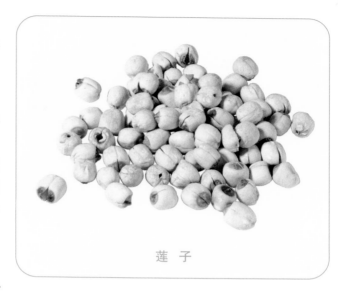

莲 子

莲子能补脾胃虚弱、除烦热、清心火，还可以养心安神；银耳能润肺生津、益气和血、健脑嫩肤，可治肺热咳嗽、久咳喉瘁、咳痰带血。莲子、银耳二味合用能气阴双补。

★二冬丝瓜豆腐

▲适用人群

口干舌燥、尿少便干、食欲不振、乏力气短者。

▲用法宜忌

风寒感冒忌用麦冬；脾胃虚寒慎用天冬。天、麦二冬不宜与鲤鱼同食。

▲材料

天冬、麦冬各10克，嫩丝瓜、嫩豆腐各100克，植物油、酱油、白

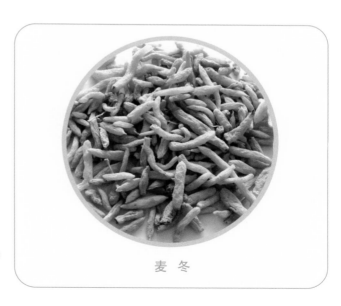

麦 冬

糖、高汤、味精、盐、水淀粉、葱花适量。

▲ 做法

（1）丝瓜刮去外皮，洗净，切菱形块。

（2）豆腐洗净，切块，入沸水中煮1分钟捞起。

（3）将天冬和麦冬加水文火煎约30分钟，浓缩成50毫升汁液。

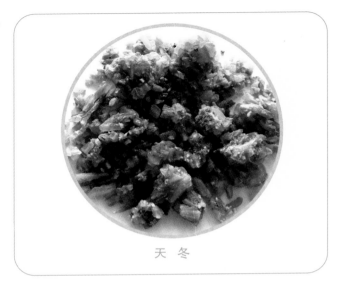

天　冬

（4）炒锅倒植物油烧热后，倒入丝瓜炒至发软，加入高汤、葱花、白糖、酱油、盐，烧沸后倒入豆腐，文火焖5分钟后，加入味精、二冬浓缩汁，用水淀粉勾芡，略煮即可。

★马齿苋拌豆芽

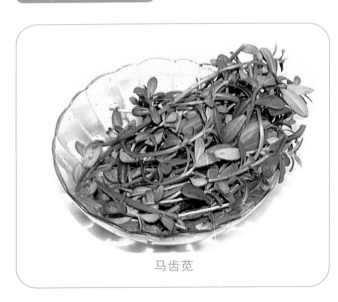

马齿苋

▲ 适用人群

急性肠炎、温热痢疾、小便热淋、肾炎水肿、须发早白者。

▲ 用法宜忌

马齿苋为寒凉之品，脾胃虚弱、大便泄泻及孕妇忌食；忌与胡椒、鳖同用。佐餐时，早、晚随量服用。

▲ 材料

鲜马齿苋、黄豆芽各

150克，白糖6克，醋10克，酱油5克，香油15克。

▲ 做法

（1）马齿苋去老叶，用清水洗净，沥干水分；黄豆芽去须、根，洗净。

（2）分别将马齿苋、黄豆芽放入沸水中焯熟，捞出，沥干水分。

（3）将白糖、酱油、醋、香油配成味汁。

（4）将马齿苋与黄豆芽混合均匀，浇入味汁、搅拌均匀即可。

▲ 功用解析

马齿苋、黄豆芽合用，有健脾利湿、护肤美颜之效。

★银荷莲藕炒豆芽

▲ 适用人群

盛夏内热较盛者。

▲ 用法宜忌

脾胃虚寒者忌食。

▲ 材料

猪瘦肉、莲藕各50克，绿豆芽100克，金银花10克，干荷叶10克，植物油、盐适量。

▲ 做法

（1）荷叶洗净，煎汁；将猪瘦肉洗净，切丝；莲藕洗净，切片；绿豆芽洗净。

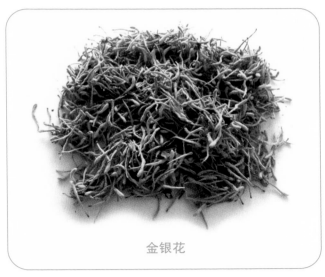
金银花

（2）油锅烧热后放入肉丝，煸熟后盛出。

（3）用余油加热煸炒藕片，加金银花、荷叶汁（约30毫升），至汁液吸入藕片中。

（4）最后加入煸过的肉丝及绿豆芽，加少许盐，武火翻炒出锅即可。

★香菇炒豆苗

▲适用人群

贫血者，抵抗力低下者，高血脂、高血压、动脉硬化、糖尿病、癌症患者，面色欠红润者。

▲用法宜忌

脾胃寒湿气滞或皮肤瘙痒者慎食。一般人群可经常食用。

▲材料

嫩豌豆苗300克，干香菇50克，盐、植物油、味精、高汤适量。

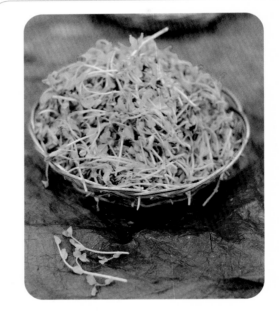

豆　苗

▲做法

（1）嫩豌豆苗洗净，沥去水分，切段。

（2）干香菇洗净，用凉水泡发，切丝。

（3）锅中倒入植物油，烧至六成热时，加入香菇丝煸炒1分钟，盛出。

（4）锅中再次倒入少许植物油，烧热后放入豌豆苗，快速煸炒几下，随即加入香菇丝翻炒，加入盐、味精调味，并加高汤翻炒入味即可。

▲功用解析

香菇味平，性干、凉，有补肝肾、健脾胃、益智安神、美容颜之功效，还能降血压、降血脂、降胆固醇、防癌抗癌、延缓衰老、提高机体免疫功能；豆苗富含钙质、B族维生素和胡萝卜素，有利尿、止泻、消肿、止痛和助消化等作用，常食可使皮肤光滑柔软，面色红润。

★芥蓝二冬

▲适用人群

阴虚火旺者，腰膝酸痛、须发早白、健忘失眠的中老年人，慢性支气管炎患者。

▲用法宜忌

腰膝酸痛、须发早白、健忘失眠的中老年人宜长期食用。此药膳偏寒凉，阴虚内寒体质者不宜常用。进食时应避免同时食用油腻食品。

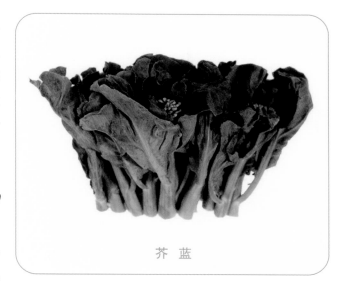

芥 蓝

▲材料

天冬50克，银耳100克，冬瓜400克，胡萝卜200克，芥蓝300克，盐、白糖、高汤、姜汁、味精适量。

▲做法

（1）将天冬加水煎煮两遍，去渣，用其汁将银耳泡发，撕成小朵。

（2）冬瓜去皮、瓤，切条，用高汤煮熟软后装盘。

（3）高汤中放入银耳，加盐、白糖、姜汁、味精烧煮15分钟，捞出装入盛冬瓜的盘中。

（4）胡萝卜洗净煮熟，加盐、白糖、姜汁、味精捣成泥，倒在冬瓜、银耳上。

（5）芥蓝洗净切段，焯熟后装盘即可。

▲功用解析

天冬可"益气不饥、轻身延年"，具有滋阴润肺、清肺降火的作用；银耳滋阴润肺、益胃生津；冬瓜清热利水、生津除烦。本膳既是夏季解热佳品，也对慢性支气管炎的秋天复发有很好的治疗效果。

★凉拌双耳

▲适用人群

因气血亏虚而颜面苍老者，皮肤粗黑干皱者，以及新久泻痢、肺阴虚咳嗽、虚老咳嗽者。

▲用法宜忌

大便稀溏者，风寒咳嗽、湿热痰多和外感口干者忌用。

▲材料

水发银耳、水发黑木耳各100克，盐、白糖、胡椒粉、香油适量。

▲做法

（1）将水发银耳、黑木耳去掉杂质洗净后，在沸水中焯烫一下，捞入清水中浸泡5分钟，捞出沥水，装盘。

（2）将盐、白糖、胡椒粉、香油用凉开水调匀，浇在盘中拌匀即可。

▲功用解析

黑木耳具有活血养颜、凉血止血、止泻痢的作用；银耳具有滋阴润肺、补气养血之功效。二者同食，可使皮肤白嫩而达到美容颜的效果。

秋季养生药膳

秋季甘润防燥

秋季干燥凉爽，易出现燥热感，如鼻干、口干、皮肤干等。此时首先应当少吃一些刺激性强、辛辣、燥热的食品，如尖辣椒、胡椒等，同时饮食不要过分清淡，应适当增加些油腻，以润燥益气、健脾补肝、清润甘酸、寒凉调配为主。

秋季饮食不宜过量

一般人到了秋季，由于天气宜人，食物丰富，往往进食过多，摄入的过剩热量，会转化成脂肪堆积起来，使人发胖，俗话叫"长秋膘"。因此，在秋季饮食中，要注意适量，不能放纵食欲，暴饮暴食。

秋季不宜过食生冷

秋季过食寒凉的食品或生冷、不洁瓜果，会导致寒湿内蕴，引起腹泻、痢疾等，故有"秋瓜坏肚"之民谚，老人、儿童及体弱者尤需注意，应坚持"秋宜温"的主张，多吃一些温性食物。

★红枣桂圆魔芋汤

▲**适用人群**

更年期女性。

▲**用法宜忌**

此汤性温，遇有发烧喉痛现象，宜暂时停用。

▲**材料**

红枣20克，胡萝卜、魔芋丝各150克，桂圆肉干50克，葡萄干10克，姜片15克，盐适量。

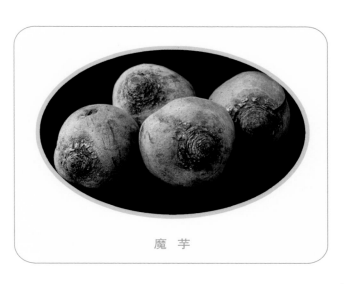

魔 芋

▲ 做法

（1）魔芋丝入沸水锅煮透，捞出。

（2）砂锅中倒入600毫升水煮沸，放入红枣、胡萝卜块、桂圆肉干、葡萄干、魔芋丝、姜片，煮至胡萝卜熟软，出锅前加盐调味即可。

▲ 功能解析

红枣、桂圆有益气补血、养气安神的作用；胡萝卜含有丰富的胡萝卜素等抗氧化成分，有利肠胃、安五脏的功效；魔芋中含有丰富的膳食纤维，有润肠通便和降脂减肥的作用。秋季，人体的血液循环会变差，尤其是更年期的妇女，更容易产生低血糖、贫血等症状，本膳最适合用来滋补血气。

★瓦罐牛肉

▲ 适用人群

肾虚者，男子阳痿、早泄、遗精、腰膝酸软、视力减退，以及体质虚弱者。

▲ 用法宜忌

老年、幼儿及消化能力弱者不宜多食；患肝病、肾病的应慎食。早晚随量服。

▲ 材料

牛肉500克，胡萝卜100克，枸杞子35克，料酒、姜片、清汤、酱油、盐适量。

▲ 做法

（1）枸杞子分为两份，25克加水煮取浓缩汁，剩余10克洗净。

（2）牛肉切块，放水中焯至变色，捞出沥水；胡萝卜洗净，去皮切块。

（3）将牛肉块、姜片、枸杞子放罐内，加清汤、料酒、酱油、盐，用武火烧沸后，转文火炖1小时，加胡萝卜块和枸杞子汁，炖至牛肉熟烂即可。

▲ 功能解析

牛肉含大量优质蛋白，并含有较多的铁、锌、钙等矿物质，这些都是保持视力所必需的营养。本膳可补肝肾筋骨。

★银耳沙参饮

▲适用人群

秋季咽喉干燥、咳嗽少痰者。

▲用法宜忌

胃虚寒者可不放或少放一点沙参。

▲材料

银耳60克，沙参30克，冰糖50克。

▲做法

（1）银耳浸泡清洗后撕成小朵；沙参洗净，用纱布包好。

沙参

（2）将二者一起入锅，加适量水，先用武火烧沸，再用文火慢煎30分钟后起锅；捞出纱布包，加入冰糖，待冰糖溶化即可。

▲功能解析

银耳性平、味甘淡，能滋阴润肺、养胃生津；沙参性凉、味甘淡，能养阴清肺、祛痰止咳。

★香菇烧牛肉

▲适用人群

肾虚者及腰膝酸痛、视力减退、体质虚弱、血糖高、免疫力低下者。

▲用法宜忌

老年、幼儿及消化功能弱的人不宜服食；患皮肤病、肝病、肾病者慎食。日常调养早晚随量服。

▲ **材料**

牛肉500克,鲜香菇150克,姜块、蒜瓣、葱段、豆瓣酱、山柰、大料、桂皮、花椒、盐、白糖、酱油、胡椒粉、料酒、鲜汤、水淀粉、植物油适量。

▲ **做法**

(1)牛肉切小块,入沸水中焯至变色,捞出,冲洗干净;香菇洗净,去蒂,切块。

(2)锅中倒入植物油烧热,放入花椒、豆瓣酱炒香,倒入鲜汤,煮沸后去渣。

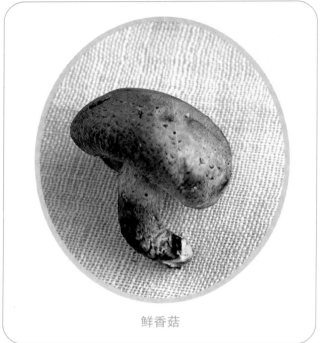

鲜香菇

(3)将汤转入高压锅,放入牛肉块,加香菇块、姜块、蒜瓣、葱段、山柰、大料、桂皮、胡椒粉、酱油、料酒、白糖等,上火压约20分钟至熟软后,加盐调味,然后将牛肉块连汤汁倒入炒锅内。

(4)用水淀粉勾芡,起锅装盘即可。

▲ **功用解析**

本膳补中益气、滋养脾胃、强健筋骨。秋季常食,能强健体魄,提高人体免疫力。

★枸杞核桃仁鸡丁

▲ **适用人群**

中老年人,气血不足者,有腰膝酸软、头晕目眩、虚劳咳嗽、消渴、遗精等症者。

▲ 用法宜忌

经常食用滋补效果更好。

▲ 材料

枸杞子10克，核桃仁150克，鸡肉丁600克，鸡蛋1个(取蛋清)，盐、白糖、香油、料酒、味精、胡椒粉、植物油适量。

▲ 做法

（1）将盐、料酒、味精、胡椒粉、鸡汤、香油、水淀粉、鸡蛋清兑成汁液。

（2）将鸡肉丁用上述汁液腌渍片刻

（3）核桃仁用温油炸透，捞出沥干油分。

（4）锅烧热，放入植物油，待油五成热时放入腌渍好的鸡丁快速滑透，捞出，沥油。

（5）锅内再放油烧热，放入姜片、葱段爆香，放入鸡丁、核桃仁、枸杞子炒熟即可。

★菊花鸡片

▲ 适用人群

阴虚火旺、急躁易怒、面红目赤者，以及血压偏高者。

▲ 用法宜忌

手足冰凉、神疲乏力、腰膝冷痛的阳虚体质者或外感发热时，不宜食用。

▲ 材料

鸡肉300克，菊花瓣60克，鸡蛋1个(取蛋清)，盐、白糖、料酒、香油、味精、葱

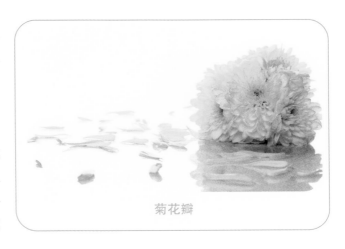

菊花瓣

段、姜片、淀粉、胡椒粉、植物油适量。

▲ **做法**

（1）鸡肉洗净切片，用蛋清、盐、胡椒粉、淀粉调匀拌好。

（2）将盐、白糖、味精、胡椒粉、香油兑成汁。

（3）锅中倒入植物油，烧至五成热，放入鸡片滑散滑透，捞出沥油。

（4）锅内留少许植物油，爆香葱段、姜片，倒入鸡片，烹入料酒、味汁，倒入菊花瓣炒匀即可。

▲ **功用解析**

本品有润秋燥的作用。

★ 五味鸭卷

▲ **适用人群**

体热上火者。

▲ **用法宜忌**

鸭肉性凉，脾胃虚寒者应少食用。

▲ **材料**

白鸭一只，党参15克，五味子10克，麦冬10克，豆腐皮4张，白萝卜、胡萝卜各100克，酱油、黄油、白糖、胡椒粉、植物油适量。

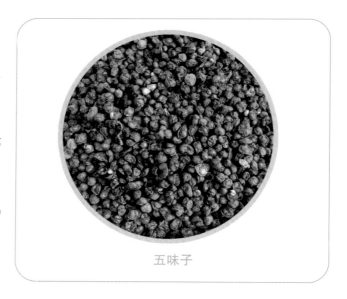

五味子

▲ **做法**

（1）将鸭洗净，去骨取净肉，切丁；白萝卜、胡萝卜洗净切丁；党参、麦冬、五味子加100毫升水煎取药汁50毫升。

（2）将以上鸭肉、白萝卜、胡萝卜三丁加入煎出的药汁和酱油、黄酒、少许白糖、胡椒粉拌匀。

（3）把豆腐皮用水浸软，以上述三丁作馅裹成包裹状，上笼蒸透。

（4）蒸好取出后，入热油锅炸至金黄色即可。

★贝母秋梨

▲ **适用人群**

久咳燥咳、少痰者，尤其是老年燥咳、咽干、少痰者。

▲ **用法宜忌**

病发时，可每日食用。脾胃虚寒、咳痰白稀者不宜食用。

▲ **材料**

雪梨 1 个（约 250 克）、川贝母6克、百合干10克，冰糖15克。

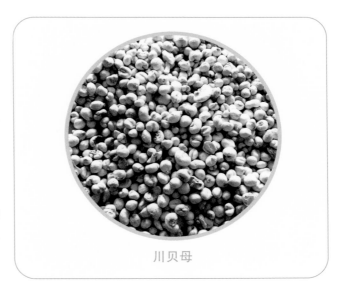
川贝母

▲ **做法**

（1）将雪梨洗净，靠柄部横断切开，去核。

（2）将川贝母及百合洗净，研碎成末，放入梨中，把梨上部拼对好，用牙签插紧。

（3）将梨放入碗中，加入冰糖、少许水，然后将碗放入锅内蒸40分钟，直至梨肉软烂。

（4）起锅，将药与梨肉混匀，喝汤。

▲ **功用解析**

川贝母善治肺部燥热、咳嗽痰黏；百合清热、养阴、润肺、清心安神；梨味甘、微酸、性凉，归肺、胃经，有润肺消痰、清热生津之功效。本膳具润肺止咳的功效。

★红珠原汁蹄

▲适用人群

气血亏虚之颜面苍老、皮肤干皱、形体消瘦者，以及产后无乳者。

▲用法宜忌

患高血压、高血脂者宜少服用。服巴豆药者忌食。

▲材料

猪肘肉500克，红枣50克，盐、冰糖、酱油、料酒、姜片、葱段、大料、山奈、桂皮、鲜汤、水淀粉、植物油适量。

▲做法

（1）将猪肘肉洗净，入沸水锅，加料酒、姜片、葱段煮至七成熟，捞出沥水，趁热拌上酱油，入油锅炸上色，捞出。

（2）将炸好的猪肘肉切皮相连的十字花刀，皮朝下放入蒸碗，加入盐、冰糖、酱油、山奈、大料、桂皮、鲜汤，放入泡好的红枣，上火蒸约45分钟，取出。

（3）将蒸好的肘子翻扣于盘中，原汁滗入锅中，用水淀粉勾芡，淋在猪肘上即可。

冬季养生药膳

冬季饮食祛寒就温

　　冬季，天寒地冻，万物闭藏，阴盛阳衰。人体受寒冷气温的影响，机体的生理功能和食欲等均会发生变化，饮食上应祛寒就温。

冬季宜食"黑色"食品

　　冬季还可适当吃点"黑色"食品。"黑色"食品不仅营养丰富，而且大多性味平和、补而不腻、食而不燥，对肾气渐衰、体弱多病的老人以及处在成长发育阶段、肾气不足的少儿尤其有益。常见的黑色食品有黑米、黑豆、黑芝麻、黑木耳、黑枣、黑菇等。

冬季御寒厚辛食物

　　冬季为御风寒可多食些厚味食品，如火锅、炖肉等。在调味品上可多用些辛辣食物，如辣椒、葱、姜、蒜。

★杞枣黑豆煲猪骨汤

▲**适用人群**

　　血虚间有头晕眼花、心悸失眠、手足发麻者。

▲**用法宜忌**

　　饮汤吃肉，吃枸杞子、黑豆、红枣，隔日一进为好。

▲**材料**

　　猪排或羊骨100克，枸杞子10克，黑豆50克，红枣20克，盐适量。

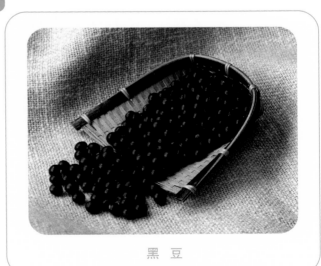

黑 豆

▲ **做法**

（1）取猪排或羊骨洗净，放入砂锅，加水适量煮沸，撇去浮沫，放入黑豆、红枣炖煮。

（2）煎炖1~2小时后去骨，放入枸杞子煮沸，加盐调味即可。

▲ **功用解析**

枸杞子性味甘、平，有滋肾润肺、补肝明目等作用；红枣和中健脾、解药毒、保护肝脏，用于大便稀薄、小儿腹泻等症的辅助治疗。本膳具有补血生精的作用。

★杏肉冬菇猪肉汤

▲ **适用人群**

肺阴虚者，见干咳无痰或痰少而黏、不易咳出和声音嘶哑。

▲ **用法宜忌**

可经常食用。脾胃寒湿气滞或肤瘙痒病患者忌食。

▲ **材料**

杏肉、银耳各25克，冬菇50克，红枣30克，猪肉块300克，姜片20克，盐5克。

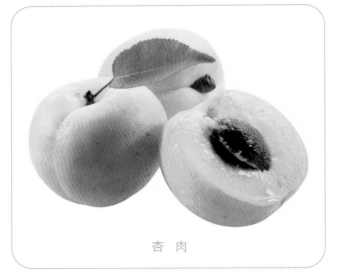

杏 肉

▲ **做法**

（1）冬菇去蒂与银耳一起用水泡发；红枣洗净，去核。

（2）将杏肉、姜片和猪肉块、冬菇、银耳、红枣放入砂锅内，加适量水熬煮。

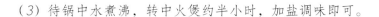

（3）待锅中水煮沸，转中火煲约半小时，加盐调味即可。

★杜仲冬菇煲猪腰

▲适用人群

肾虚怕冷、虚弱无力、纳少便溏者。

▲用法宜忌

便秘者及风寒感冒者忌食。

▲材料

杜仲 20 克，猪腰 2 只，冬菇、黑木耳各 30 克，西芹 50 克，清汤 500 毫升、盐、植物油、胡椒粉适量。

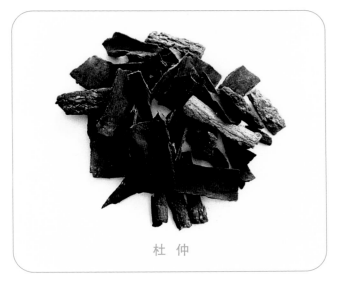

杜 仲

▲做法

（1）将猪腰片开，取出腥腺，洗净后切成腰花。

（2）杜仲加少许盐水炒焦，切成丝；黑木耳泡发，洗净后去蒂。

（3）西芹洗净切段；冬菇泡发，洗净后切成两半。

（4）将腰花、黑木耳、杜仲、冬菇、西芹、盐、胡椒粉、植物油放入砂锅内，加入肉汤，用中火烧沸，转文火煲40分钟即可。

★鲩鱼木瓜汤

▲适用人群

体虚脾弱、胃痛、消化不良、胸腹胀满、肺热干咳、乳汁不通、湿疹、手脚痉挛疼痛、皮肤皲裂者。

▲ 用法宜忌

凡胃酸过多者不宜服用；有痈疖疔疮者忌食。早晚随时食用。

▲ 材料

鲩鱼500克，木瓜250克，水发银耳100克，姜段、葱片、料酒、盐、味精、植物油适量。

▲ 做法

（1）将鲩鱼收拾干净，切段，用盐腌渍片刻，放入油锅中煎至五成熟。

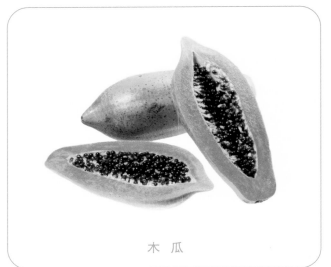

木 瓜

（2）将木瓜洗净，去皮、子，切块。

（3）将鲩鱼、木瓜、水发银耳、姜段、葱片、料酒放入砂锅中，加水煲1小时，加盐、味精调味即可。

▲ 功用解析

本膳补益气血、益脾固精，对腰膝酸痛、四肢沉重、低热盗汗者有良好的食疗功效。

★参杞乌鸡御寒汤

▲ 适用人群

气血虚弱、肾阳虚者，以及头晕目眩、面色萎黄、眼花、两目干涩、心悸、失眠、四肢不温、颈背腰膝怕冷者。

▲ 用法宜忌

不适用于感冒咽痛、胃肠食滞、痰浊壅盛、口疮或湿热者。

▲ 材料

乌鸡1只，猪肉100克，枸杞子15克，党参30克，怀山药25克，红枣35

克，姜片20克，料酒、盐适量。

▲**做法**

（1）将乌鸡处理干净，剁成块，与猪肉一同放入沸水中焯烫，捞出沥水装砂锅。

（2）将枸杞子、党参、怀山药、红枣、姜片、料酒放入砂锅中，加水炖1.5小时，加料酒、盐调味即可。

★ 当归生姜羊肉汤

▲**适用人群**

畏寒、肢冷自汗、面色淡白、小便清长、大便稀薄者。

▲**用法宜忌**

饮汤吃肉。冬季可常食用，但内热明显的人应少食用。

▲**材料**

当归30克，姜片25克，羊肉（或牛肉、牛骨）250克，盐适量。

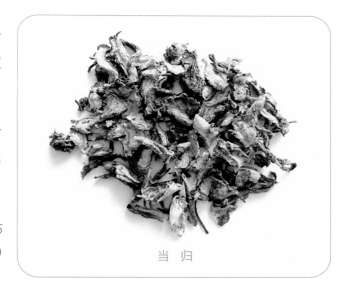

当 归

▲**做法**

（1）将姜片和羊肉分别洗净。

（2）羊肉切块，与当归、姜片一起放砂锅中，加适量水，武火煮沸，转文火炖熟。

（3）加适量盐调味即可。

▲**功用解析**

当归补血活血；羊肉是温补食物，可增进体力、改善新陈代谢、滋补肾气。羊肉所含蛋白质为优质的完全蛋白质，容易被人体吸收。

★豆浆炖羊肉

▲材料

羊肉500克，山药200克，豆浆500毫升，香油、盐、姜丝适量。

▲做法

（1）山药去皮，洗净，切成片。

（2）羊肉洗净，切片，和豆浆一起倒入锅中，加适量清水、姜丝，武火煮沸后转文火炖煮1小时，加入山药片再煮30分钟，出锅前加盐调味、淋入香油即可。

▲功用解析

羊肉肉质细嫩，容易消化，高蛋白、低脂肪，含磷脂多，是冬季防寒温补的美味之一。羊肉与豆浆、山药同食，能补充多种氨基酸、微量元素，具有壮腰健肾、调理肢寒畏冷的功效。

★虫草炖老鸭

▲适用人群

体弱贫血、易受风寒感冒者，以及肺阴虚喘咳、腰酸腿软者。

▲用法宜忌

每周1次。

▲材料

老鸭200克，冬虫夏草6克，麦冬9克，川贝6克，螺蛳5个，姜片、胡椒粉、盐适量。

▲做法

（1）将老鸭去骨取净肉，加清水、螺蛳、姜片、胡椒粉、盐同炖。

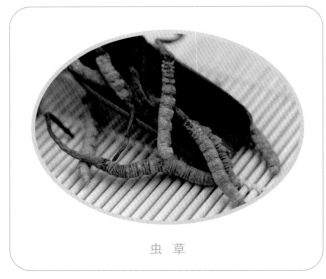

虫草

（2）待老鸭炖烂时，再放冬虫夏草、麦冬、川贝，用文火煨 1 小时即可。

▲功用解析

冬虫夏草味甘性温，具有益肺肾、补精髓、止血化痰等功能，主治虚劳咯血、阳痿遗精、盗汗虚喘、腰膝酸痛等证。本膳滋肾止喘、益肺养阴、补益气血。

★神仙鸭

▲适用人群

冬季畏寒肢冷、神疲倦怠者。

▲用法宜忌

适量食用即可。

▲材料

鸭 1 只，洋参片 6 克，白果、莲子各 20 克，红枣 15 克，料酒、酱油、盐适量。

▲做法

（1）鸭宰杀后去毛及内脏，剁去爪，洗净沥水。

（2）将料酒、酱油、盐涂抹在鸭的皮和腹内。

（3）红枣洗净去核，白果去壳，莲子用水泡发后去皮及莲芯，洋参片烘脆后打成粉末。

（4）将红枣、白果、莲子及洋参末混匀，放入鸭腹内，置盆中蒸 2 小时即可。

▲功用解析

本膳滋补脾胃、补肾

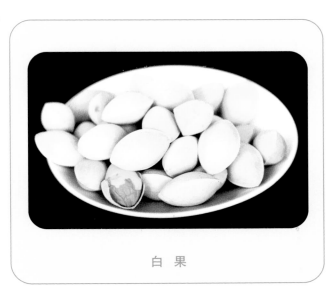

白 果

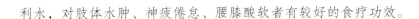
利水，对肢体水肿、神疲倦怠、腰膝酸软者有较好的食疗功效。

★雪梨鲜奶炖木瓜

▲适用人群

肺阴虚，干咳无痰或痰少而黏、不易咳出、声音嘶哑者，缺奶的产妇、风湿筋骨痛、消化不良者也可食用。

▲用法宜忌

早晚随时食用。脾胃虚寒、便溏腹泻、痰白而有泡沫者不宜服用。

▲材料

鲜牛奶200毫升，雪梨1个，木瓜250克，红枣30克，蜂蜜10毫升。

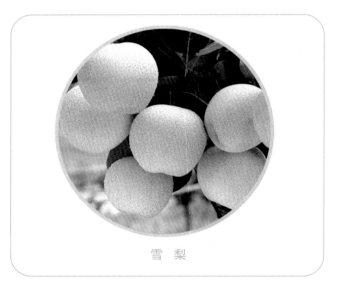

雪梨

▲做法

（1）将雪梨、木瓜分别洗净，去皮、核、瓤，切成大粒；红枣洗净。

（2）将雪梨粒、木瓜粒、红枣放入不锈钢锅中，加鲜牛奶、清水，用武火烧沸，然后盖好盖，转文火炖半小时。

（3）待雪梨、木瓜、红枣软烂，离火，放至温热，加入蜂蜜调味即可。

★羊腰苁蓉煲

▲适用人群

筋骨乏力、腰酸腿软、夜尿频多、阳痿早泄等症患者。

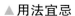

▲用法宜忌

胆固醇高的人不宜多食用。阴虚火旺者忌用。

▲材料

羊腰400克，肉苁蓉30克，清汤300毫升，盐少许。

▲做法

（1）羊腰洗净，去腰臊（羊腰内的白色物），切片。

（2）肉苁蓉洗净切片，用清洁纱布包起。

（3）将砂锅置火上，倒入清汤，加肉苁蓉烧沸，下羊腰片，改文火炖30分钟，加盐调味即可。

▲功用解析

肉苁蓉可滋肾气、补精止遗，为平补之刑，温而不热、补而不峻，是补肾填精的上乘佳品。

★枸杞蒸鸡粥

▲适用人群

肝肾阴亏、腰膝酸痛、下肢无力、头晕耳鸣、遗精不孕、视力减退者。

▲用法宜忌

伤风感冒时，此粥宜暂停服用。湿热内盛者不宜食用。

▲材料

母鸡1只，枸杞子20克，大米30克，葱段、姜片、清汤、盐、料酒、胡椒粉适量。

▲做法

（1）母鸡处理干净，把枸杞子装入鸡腹内，鸡腹切口处朝上放入砂锅中，加入适量清汤，把葱段、姜片放入锅内，武火煮沸，转文火炖煮。

（2）待鸡肉熟透后，加入盐、料酒、胡椒粉调味，再加入大米，熬煮20分钟，将整只鸡取出，喝粥即可。

▲ 功用解析

　　鸡为佐膳佳肴，不但味道鲜美，且是强身良药。中医认为，鸡可全身（除毛杂及部分内脏外）入药。鸡肉有益五阴，对肾阴虚而体弱多病者更有效益。枸杞子具有滋肾养肝、补血明目、促进肝细胞新生、降低血糖和血胆固醇等作用。

★萝卜羊肉粥

▲ 适用人群

　　寒劳虚弱、身面水肿、损伤青肿者，以及产后心腹痛、缺乳的产妇。

▲ 用法宜忌

　　羊肉性温，素体痰火、湿热、实邪，热病的人不宜大量长期食用。

▲ 材料

　　羊瘦肉250克，白萝卜200克，大米150克。

▲ 做法

　　（1）羊肉洗净，切丁；白萝卜洗净，去皮，切块。

　　（2）将羊肉丁与白萝卜块同炖半小时。

　　（3）将大米洗净，倒入羊肉白萝锅内，加水煮成粥即可。

★青苹果芦荟羹

▲ 适用人群

　　便秘、心血管疾病、糖尿病、癌症、肥胖症等冬季高发病和慢性病患者。

▲ 用法宜忌

　　脾胃虚寒、食少便溏者禁用。糖尿病患者不加蜂蜜。每周可服用2～3次。

▲ 材料

　　青苹果200克，芦荟30—50克，蜂蜜15克。

▲ 做法

　　（1）青苹果去皮、核，切块；芦荟去刺，切段。

膳护身心——居家食疗药膳应用指南

（2）将青苹果、芦荟放入不锈钢锅中，加适量清水炖15分钟。

（3）关火放温后，加蜂蜜调味服用即可。

▲ **功能解析**

芦荟有生津健胃、养颜美容、清肝热的疗效；青苹果可以稳定血糖，有补津益气、生津止渴、健胃的功效。此外，青苹果含有丰富的膳食纤维，具有减肥的作用。

★当归鱼丸锅

▲ **适用人群**

气血亏虚者，见头晕目眩、面色萎黄、眼花、两目干涩、心悸、多梦、月经量少色淡等；以及肿瘤患者身体发冷和代谢障碍者。

▲ **用法宜忌**

早晚随时食用。慢性腹泻、大便溏薄者忌食。

▲ **材料**

鱼丸400克，冻豆腐300克，白菜、香菇、鸡

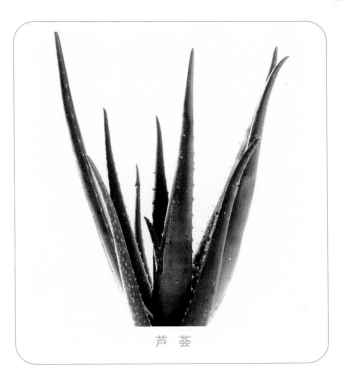

芦荟

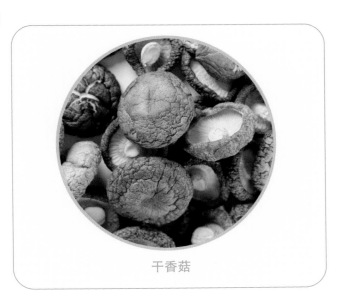

干香菇

汤、当归、盐、味精适量。

▲**做法**

（1）白菜切片；香菇泡软，洗净，切丝。

（2）将当归切片，与鸡汤共同放入锅内，用武火煮沸，转文火煮20分钟。

（3）将鱼丸、冻豆腐块、白菜片、香菇丝放入锅中，武火煮沸加盐调味即可。

第三章　滋补保健药膳

将具有滋补保健作用的中药材和日常食材结合起来,烹制出一道道营养与美味兼备的药膳,不仅仅用来治病,它更重要的作用是防病强身。气血两虚、脾胃不和、记忆力衰退、易疲劳……不管是哪一种亚健康状态,都可以对照体质和健康状况,弄清保健诉求,辨证择膳,达到防病强身、轻松保健的目的。

补益气血药膳

所谓"气为血之帅,血为气之母",气血两者相互滋生。气为人之精气,它可以促进血液循环;同样,血液循环可以运载气。气血充足,则推动人体各器官功能的正常运行;反之,气血不足会导致人体器官功能减退,主要表现为面色无华、视物昏花、畏寒肢冷、头晕耳鸣、精神萎靡等。

★糖酒猪皮汤

▲**适用人群**

阴虚之心烦、咽痛者,失血后的贫血、血友病、崩漏、大便下血者。

▲**用法宜忌**

猪皮最好不在晚餐时食用,易增加血液黏度。脾胃功能差者少吃猪皮,以免造成消化不良。

▲**材料**

红糖50克,黄酒50毫升,新鲜猪皮100克。

▲**做法**

(1)将洗干净的猪皮切成细条,放入砂锅中,再加入500毫升清水及黄酒。

(2)先用武火煮至汤沸,再改用文火炖2小时。整个过程中要经常加水,防止汤烧干。

（3）至猪皮稀烂后，加入红糖拌匀即可。

★黄豆芽猪血汤

▲ 适用人群

血虚头晕及缺铁性贫血的儿童、老人和妇女。

▲ 用法宜忌

随意服食。豆芽不宜与猪肝同食。猪血不宜食用过多，以免增加体内的胆固醇；不宜与黄豆同食，否则会引起消化不良；忌与海带同食，会导致便秘。

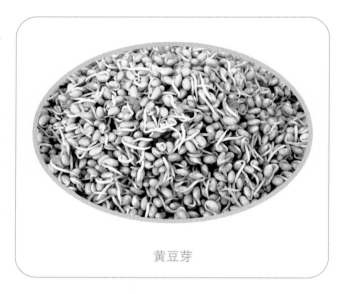

黄豆芽

▲ 材料

黄豆芽、猪血各250克，植物油、姜末、蒜蓉、葱花、黄酒、味精、盐适量。

▲ 做法

（1）将黄豆芽洗净，去根须；猪血切成小方块，用清水漂净，在沸水中略焯。

（2）锅内加少许植物油，烧至七成热，爆香蒜蓉、葱花、姜末，下猪血块并烹入黄酒，加清水或鸡汤，武火煮沸2～3分钟。

（3）放入黄豆芽煮熟，再以味精、盐调味即可。

▲ 功能解析

黄豆芽含有维C，是美容食品，常吃能营养毛发，使头发保持乌黑光亮，对面部雀斑有较好的淡化效果。猪血能较好地降低粉尘和有害金属微粒对人体的损

害。本膳将黄豆芽与猪血
搭配做汤，营养丰富，味
道鲜美，男女老少皆宜。

★兔肉补虚汤

▲适用人群

气血不足或营养不
良、身体瘦弱、疲倦无
力、饮食减少者。

▲用法宜忌

佐餐用。饮汤食肉。
兔肉不宜与芥菜同食。

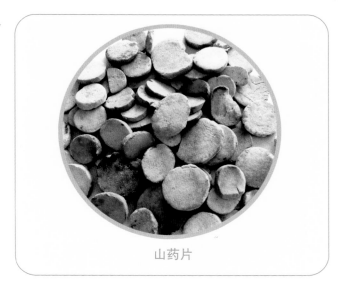
山药片

▲材料

兔肉120克，党参、山药片、红枣各30克，枸杞子15克，盐适量。

▲做法

（1）将鲜兔肉洗净，切块。

（2）兔肉入砂锅中，加入党参、山药、红枣、枸杞，加适量水，煮至肉熟
透，加入盐即可。

▲功用解析

兔肉滋阴凉血、益智健脑；党参补中益气、生津；山药补脾止渴、补肾收
摄；红枣为健脾益气、养血安神的佳品。本膳可补气养血。

★四物鸡汤

▲适用人群

少女及更年期妇女有气血亏虚者，兼有肝气不舒者亦可食用。

▲用法宜忌

阳衰虚寒者不宜单独应用白芍。熟地宜与健脾胃药如陈皮、砂仁等同用；也

可用于止血。

▲**材料**

当归、炒白芍各10克，熟地50克，川芎25克，鸡肉450克，盐适量。

▲**做法**

（1）将鸡肉切块，焯烫，捞起冲净后放入锅内，加入1000毫升水。

（2）将当归、炒白芍、熟地、川芎放入锅内，武火煮沸，转文火慢炖30分钟，加盐调味即可。

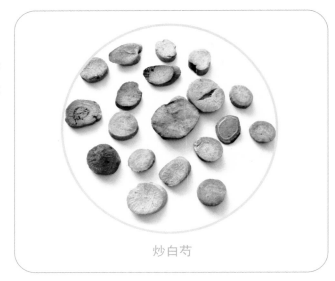

炒白芍

▲**功用解析**

当归补血活血，熟地滋阴补血，川芎活血行气，炒白芍养血柔肝。诸味合用共奏补血行气、疏肝理气之效。

★豆腐山药猪血汤

▲**适用人群**

妇女产后贫血者，也可用于孕妇孕中期养血安胎。

▲**用法宜忌**

饮汤和食用猪血块和山药。15日为1个疗程。

▲**材料**

豆腐250克，新鲜猪血200克，鲜山药100克，红枣10颗，香油、盐、鸡精、胡椒粉、姜末、葱花适量。

▲**做法**

（1）先将红枣洗净，用刀背拍裂后在温水中泡软去核，切成两瓣；山药洗净切成块。

（2）将豆腐与猪血切块，猪血块用沸水烫至变色，捞出。

（3）红枣放入锅中，加满清水，武火煮沸，转文火熬15分钟，放入猪血、山药及豆腐块，武火再次煮沸时加盐、胡椒粉、姜末调味。

（4）继续煮20分钟后加入葱花、鸡精、香油调味即可。

★荔枝干红枣茶

▲适用人群

妇女失血性贫血及虚弱者。

▲用法宜忌

荔枝干性温，不宜单次多吃，且含糖量高，糖尿病患者不宜食用。

▲材料

荔枝干、红枣各50克。

▲做法

（1）荔枝干去壳，在锅中加入500毫升清水，放入荔枝干与红枣，浸泡15分钟。

（2）泡好后用武火煮沸，改用文火煮20分钟即可。

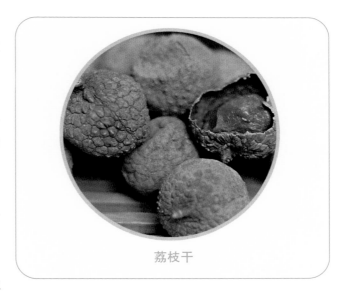

荔枝干

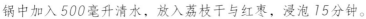

▲功用解析

荔枝味甘酸、性温，益心肾、养肝血，能明显改善失眠、健忘、神疲等；佐红枣可补血、养血、生津。红枣味甘、性温，入脾、胃经，有补中益气、养血安神、缓和药性的功能，是补气养血的圣品。这道药膳甘甜可口，补气血。每日1剂，分2次服，坚持2周。

★补益鸡

▲适用人群

气短无力、肌肉不丰、食欲不振、胃腹胀痛者，或病后体弱、精力未复者。

▲用法宜忌

空腹服食适量，以少吃多餐为宜。人参有兴奋中枢神经的作用，失眠患者不宜服用，否则可加重病情。

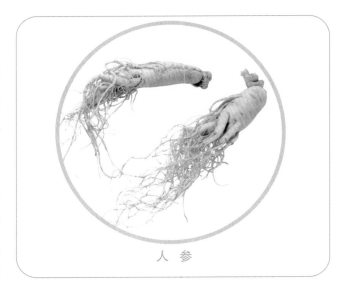

人参

▲材料

老肥母鸡1只，人参10克，小茴香15克，花椒6克，酱油、甜酒各30毫升。

▲做法

（1）老肥鸡去毛并去肠杂，洗净。

（2）将人参切片，花椒去蒂、研末，与小茴香、甜酒、酱油拌和均匀。

（3）将拌好的药料填入鸡肚内，放瓦钵中，隔水蒸至熟烂；或加水在砂锅中煮烂即可。

★补虚正气粥

▲适用人群

劳倦内伤、五脏虚衰、年老体弱、久病羸瘦、心慌气短、体虚自汗、慢性泄泻、脾虚久病、食欲不振、气虚水肿等一切气衰血虚者。

▲用法宜忌

分2份，每日早、晚餐空腹食用。3~5天为一疗程，间隔2~3天后可续服。

▲ **材料**

黄芪 30 克，人参 10 克，大米 90 克，白糖适量。

▲ **做法**

（1）将黄芪、人参切片用冷水浸泡 30 分钟，入砂锅煎出浓汁后将汁取出，再加入冷水如上法再煎并取汁，将两次药汁合并。

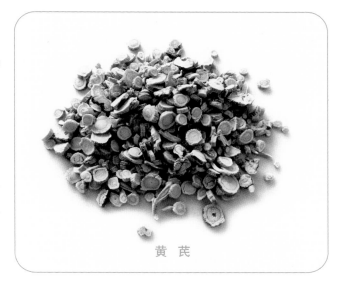

黄 芪

（2）药汁同大米加水煮粥，粥好后放入白糖调味即可。

▲ **功用解析**

人参大补元气；黄芪味甘、性微温，可健脾补中、促进机体代谢、抗疲劳。

★红枣花生粥

▲ **适用人群**

脾胃虚弱、贫血、血小板减少、慢性肝炎、过敏性紫癜、营养不良、病后体虚、食少便溏、瘦羸衰弱、血虚诸症患者，以及产后乳汁不足者。

▲ **用法宜忌**

供早、晚餐服食。痰湿较重的肥胖者忌食。不宜与黄瓜、萝卜、维生素 K 及动物肝脏同食。

▲ **材料**

红枣 20 克，生花生仁 45 克（不除红衣），山药 30 克，大米 100 克，冰糖适量。

▲ **做法**

（1）分别将花生仁及山药片捣碎，红枣去核，大米淘洗干净，同放入锅内。

（2）锅内加适量水，先用武火煮沸，转文火煎熬至熟烂成粥。

（3）加入冰糖汁搅拌均匀即可。

▲ **功用解析**

此粥养血止血、滋阴润肺、安胎。

★竹筒人参饭

▲ **适用人群**

对头晕目眩有一定的食疗效果，尤宜于月经先期量多色淡者。

▲ **用法宜忌**

分顿食用。

▲ **材料**

人参片6克，净乌鸡肉250克，优质大米250克，火腿15克，盐、味精、胡椒粉、葱姜汁、植物油适量。

▲ **做法**

（1）乌鸡脯肉取下，余下的鸡肉和骨头入煲锅内用文火熬成浓鸡汤；乌鸡脯肉切成绿豆大小的肉粒，放入碗内，加盐、味精、胡椒粉、葱姜汁腌渍入味备用。

（2）将大米淘洗干净后与熬好的乌鸡汤拌好浸泡1小时；火腿切成小的肉粒备用。

（3）取竹筒一节清洗干净，抹上少许植物油，然后把鸡汤和大米一起倒入竹筒内，放上火腿和乌鸡脯肉再放上人参片盖好盖，上笼蒸熟即可。

▲ **功用解析**

人参补气养血，乌鸡益助阳气、补肾益血。本膳益气养血、宁心安神。

★当归猪肉米饭

▲ **适用人群**

血虚体弱、贫血、面色苍白、月经稀少者。

▲ **用法宜忌**

食用猪肉后不宜大量饮茶。大米不宜与马肉、蜂蜜、苍耳同食。

▲ **材料**

大米、猪肉各200克，当归15克，洋葱片、土豆丝、胡萝卜片、盐、酱油、胡椒粉适量。

▲ **做法**

（1）将大米做成干饭；当归洗净切片，加水煎取药汁约50毫升，连渣保留。

（2）锅中倒入适量植物油，烧至八成热，将猪肉炒熟，放入洋葱片、土豆丝、胡萝卜片，翻炒数下后加入当归汁及渣，放入盐、酱油、胡椒粉调味，煮熟后即可与米饭一同食用。

▲ **功用解析**

当归味甘、辛、微苦，性温，具有补血、活血、调经止痛、润肠通便的功效。猪肉含有丰富的优质蛋白质和必需的脂肪酸，并提供血红素和促进铁吸收的半胱氨酸，能改善缺铁性贫血。这道药膳具有促进血液循环及新陈代谢的功效。

★生炒糯米饭

▲ **适用人群**

消化不良、贫血者，也是产妇调理滋补的佳品。

▲ **用法宜忌**

糯米性黏滞，难于消化，不宜一次食用过多，老人、小孩或病人更要慎用。

▲ **材料**

糯米250克，红小豆、红枣、桂圆肉各25克，白糖150克，植物油

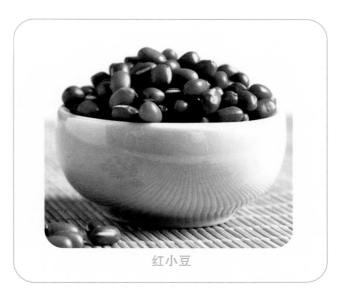

红小豆

50克。

▲**做法**

（1）糯米淘净后浸泡半小时，将水滤干。

（2）锅中放入植物油烧至四成热，倒入糯米翻炒，先炒几分钟，再加少许水炒半分钟。

（3）加入红小豆、红枣、桂圆肉、白糖拌匀，加适量水，武火煮沸，再翻炒至水干，用筷子在饭上戳几个小洞，焖半小时即可。

▲**功用解析**

这道药膳益气补血。糯米能温暖脾胃、补益中气，对脾胃虚寒、食欲不佳、腹胀腹泻有一定缓解作用。

★核桃仁豌豆泥

▲**适用人群**

贫血、营养不良、肠燥便秘、肾虚咳嗽等症状者。

▲**用法宜忌**

可供早、晚做点心食。

▲**材料**

鲜豌豆粒750克，核桃仁、藕粉各60克，白糖240克。

▲**做法**

（1）将豌豆用沸水煮烂，捞起，捣成泥，去皮渣；将藕粉放入凉水锅中，调成糊。

（2）核桃仁用沸水稍泡片刻，剥去皮，用温热水煮透后捞起，凉一下，

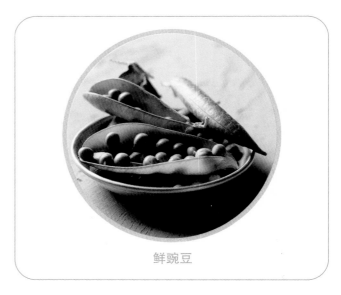

鲜豌豆

剁成末。

（3）锅中加入水烧沸，加入白糖、豌豆泥搅拌均匀，煮沸后，将调好的藕粉慢慢倒入，匀成稀糊状，撒上核桃仁末即可。

▲功用解析

本膳适用于贫血、肠燥便秘、肾虚咳喘者食用；健康人食用能增强记忆力、防病延年。

★熟地烧牛肉

▲适用人群

气血两虚者调补之用。

▲用法宜忌

佐餐服食。

▲材料

熟地15克，牛肉500克，植物油、葱段、姜片、蒜片、小茴香、料酒、白糖、酱油、盐适量。

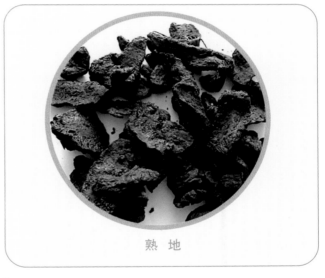

熟　地

▲做法

（1）熟地洗净放入砂锅，加300毫升水文火煎煮20分钟，取汁；牛肉洗净，切小块，放入砂锅，加水武火烧开，略煮片刻，除去血沫，洗净沥干。

（2）锅中倒油烧至六成热，放入葱段、姜片、蒜片、小茴香爆香，随即下入牛肉略炒，加料酒、白糖、酱油、盐煸炒至牛肉上色入味后，加入熟地药汁，武火烧开后改文火煮至牛肉熟烂、汁收干即可。

★黄芪软炸里脊

▲适用人群

老年体虚，产后或病后体虚、血亏虚、营养不良者，气虚自汗者尤为适宜。

▲用法宜忌

猪肉具有补虚强身、滋阴润燥、丰肌泽肤的作用，对产后血虚、病后体弱者，皆有滋补功效。黄芪生用固表止汗力强，炙用补中益气、生血生肌力强，可根据不同病情采用不同制法，本方宜炙用。黄芪补气升阳，易于助火，又能止汗，故气滞湿阻、食积内停者不宜用。

▲材料

猪里脊肉400克，黄芪50克，鸡蛋1个（取蛋黄），水淀粉、葱段、姜片、酱油、料酒、植物油、味精、盐适量。

▲做法

（1）黄芪去浮灰，温水浸软后切片，放入砂锅内，加水，用文火煎煮20分钟，取出黄芪；将葱段、姜片、酱油、味精、盐、料酒兑成汁，加入药汁，和匀。

（2）猪里脊去筋膜，切成条，放入碗中用凉水洗去血沫，沥水；蛋黄、水淀粉放入碗内，搅成糊，将猪里脊肉条放入糊内搅匀。

（3）锅中倒入油烧至三成熟，将猪里脊肉逐条下入锅内，炸成金黄色捞出，沥尽油。

（4）另起锅，烧热时放入炸好的里脊条，随后倒入兑好的汁（拣去葱姜不要），翻炒至汁稠、均匀后出锅即可。

★地骨爆两样

▲适用人群

久病体弱、消瘦或阴虚低热的病人。

▲用法宜忌

分顿佐餐食用。

材料

地骨皮12克，陈皮、神曲各10克，嫩羊肉、鲜羊肝各250克，葱丝、豆豉、盐、白糖、黄酒、水淀粉、植物油适量。

 做法

（1）地骨皮、陈皮、神曲加适量水，煎煮40分钟，去渣，加热浓缩成稠汁。

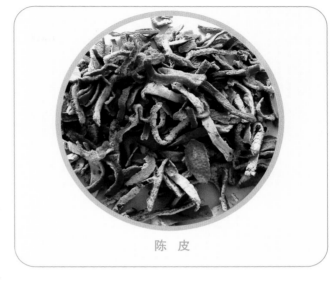

陈皮

（2）嫩羊肉洗净切丝；羊肝洗净，去筋膜，切丝；二者用水淀粉拌匀腌渍片刻。

（3）将嫩羊肉丝、羊肝丝入热油锅炒至熟，加药汁和葱丝、豆豉、盐、白糖、黄酒适量，收汁即可。

 功用解析

本膳有滋补肝肾、益气养血的作用，气血两虚、久病体弱、结核病、消瘦的病人食用，有很好的补气血、强身体的作用。

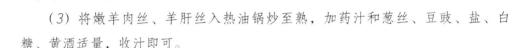 **★枣菇蒸鸡**

 适用人群

气血两虚引起的不耐劳累、头目眩晕、失眠健忘者。

 用法宜忌

佐餐同食。缺铁性贫血患者必须用真正的土鸡，不要用精饲料喂养的鸡。

 材料

净鸡肉150克，红枣、香菇各20克，水淀粉6克，酱油、盐、味精、料酒、白糖、葱片、姜段、香油、鸡清汤适量。

▲ **做法**

（1）将鸡肉洗干净，切成长3厘米、厚0.5厘米的肉条；红枣、香菇洗净后泡软。

（2）将鸡肉条、香菇、红枣放入碗内，加入酱油、盐、白糖、味精、葱段、姜片、料酒、鸡清汤和水淀粉。

（3）上笼蒸熟后取出，摊开装盘，淋上香油。

★归地烧羊肉

▲ **适用人群**

病后、产后体虚瘦弱，血虚、宫冷、崩漏等患者。

▲ **用法宜忌**

阴虚内热者不宜食用。

▲ **材料**

肥羊肉500克，当归、生地各15克，干姜10克，植物油、酱油、盐、白糖、黄酒适量。

生 地

▲ **做法**

（1）羊肉洗净，切成块，放砂锅中煮熟，捞出切小块。

（2）锅中放油烧热，放入羊肉块稍炒片刻，至变色，放入当归、生地、干姜、酱油、盐、白糖、黄酒。

（3）加适量清水，文火红烧，熟烂即可。

▲ **功用解析**

羊肉性味甘温，入脾、肾二经，可益气补虚、温脾暖肾，尤其适宜秋冬进补时服用。本膳益气补虚、温中暖下。

★十全滋补牛腩

▲适用人群

血亏体弱、四肢冰冷者。

▲用法宜忌

适量食用即可。

▲材料

牛腩、白萝卜各200克，当归、党参、枸杞子、天麻、黄芪、怀山、杜仲、肉苁蓉、巴戟、锁阳各少许，盐、味精适量。

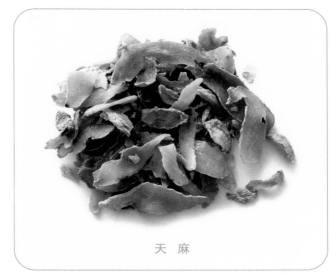

天 麻

▲做法

（1）牛腩洗净切块，用沸水焯一下；白萝卜洗净切片。

（2）锅内放适量水，下入牛腩和上述10种药材，文火煲3小时。

（3）待牛腩将熟时，放入白萝卜片，炖煮后即可。

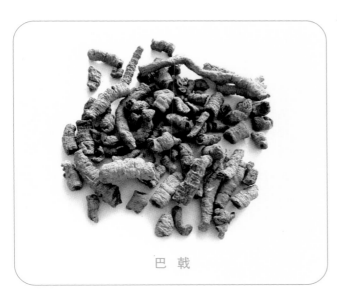

巴 戟

▲功用解析

牛肉含有丰富的蛋白质，氨基酸组成更接近人体需要，能提高机体抗病能力，对生长发育及病后调养的人在补充失血、修复组织等方面特别适宜。本膳可补血益气、补肾安胎、强筋健骨，促进全身健康。

开胃消食药膳

食欲不振多由脾胃虚弱、腐熟运化不及所致，或情志失调，伤脾引起。治疗当以运脾开胃为基本法则。脾运失健者，当以运脾和胃为主；脾胃气虚者，治疗以健脾益气为先；若属脾胃阴虚，则应以养胃育阴为主。此外，理气宽中、消食开胃、化湿醒脾之品也可酌情应用。

★三七老鸡炖肉汤

▲ **适用人群**

胃脘可触及肿块，硬如顽石、脘痛如刺、痛有定处，可伴见肌肤甲错、面色晦暗、大便发黑。

▲ **用法宜忌**

汤渣全部服下，每日1次。

▲ **材料**

三七50克，猪瘦肉150克，鸡肉100克，桂圆肉60克。

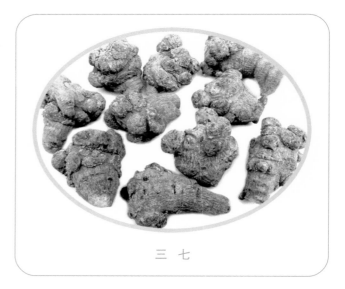

三七

▲ **做法**

（1）鸡肉处理干净；三七和桂圆肉分别洗净。

（2）将三七研成细末；猪瘦肉用水洗净。

（3）将猪肉盛于瓷罐中，放入鸡肉、桂圆肉，再将药末撒在肉上，加清水一杯，不可放盐，隔水炖熟即可。

▲ **功用解析**

猪肉润燥、养阴、补虚。三七性味甘、微苦、微温，有较好的止血、止痛的作用。此汤有活血化瘀、健体补益的功效，且不伤阴血。

★珍珠笋番茄蘑菇汤

▲适用人群

适宜于胃脘灼热或时而隐痛、嘈杂，食后加剧、口干欲饮、五心烦热、神疲乏力、尿黄等。

▲用法宜忌

喝汤吃蘑菇，每日1次。蘑菇性滑，泄泻者慎食。

▲材料

鲜蘑菇、番茄各200克，扁豆、玉米笋各150克，葱、姜、盐、植物油适量。

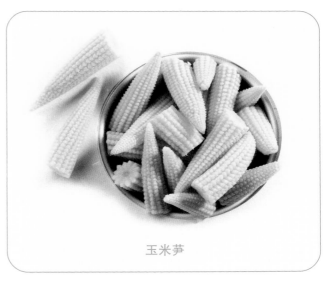

玉米笋

▲做法

（1）葱洗净，切段；姜去皮，切片；玉米笋洗净，切段。

（2）将鲜蘑菇洗净，撕成条；扁豆去筋，洗净，切段；番茄洗净，去蒂，切片。

（3）锅烧热，下植物油爆透玉米笋，下扁豆炒熟，再下蘑菇条炒匀，加适量水和盐、葱段、姜片等煮熟即可。

▲功用解析

玉米笋含有丰富的维生素、蛋白质和矿物质，营养丰富，并具有独特的清香，口感甜脆、鲜嫩可口。蘑菇性平、味甘，入肠、胃经，能益神开胃、化痰理气。番茄具有抗衰老作用，能使皮肤保持白皙。这道药膳可清肠消积、减肥、健胃、化口湿。

★五香鸡血汤

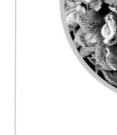
山楂干

▲适用人群

适用于胃癌患者，见胃脘肿块硬如顽石、脘痛如刺、面色晦暗、呕吐污血、大便发黑。

▲用法宜忌

每日 1 次。肉桂忌用诸葱，山楂不宜与海鲜、人参、柠檬同食。

▲材料

鸡血块 250 克，山楂 30 克，小茴香、木香、肉桂、盐、白豆蔻、香油、葱末、姜末适量。

▲做法

（1）把小茴香、木香、肉桂、白豆蔻、山楂放入砂锅内，加入适量清水熬煮半小时，捞去渣。

（2）将鸡血块切成小块放入锅中，煮熟。

（3）加入盐、香油、葱末、姜末调味即可。

▲功用解析

这道汤活血通络、散结消瘀，有祛风活血、补血养血、通络的功效。

★豆芽海带炖鲫鱼

▲适用人群

适用于胸胁及胃脘胀痛、进食减少、吞咽困难、口苦、气味酸腐、舌苔白腻、脉弦细者。

▲用法宜忌

佐膳服食。吃鱼前后忌饮茶。

▲ **材料**

海带50克，鲫鱼1条，黄豆芽200克，花椒、味精、盐、料酒、葱段、姜末、植物油适量。

▲ **做法**

（1）海带泡发。将海带、豆芽洗净，沥水；海带切丝。

（2）鲫鱼去肠杂留鳞，洗净后在鱼身上剞十字花刀。

（3）锅中放植物油，武火烧热，放入葱段、姜末、料酒，翻炒几下，放入鲫鱼略煎黄，加入热水煮汤。

（4）汤中加少许盐、花椒与海带丝、黄豆芽同煮40分钟，以味精调味即可。

▲ **功能解析**

鲫鱼具有益气、清润胃阴、利尿消肿、清热解毒之功效，并可降低胆固醇。海带可软坚化痰、祛湿止痒、清热行水，常食可令秀发光泽乌黑。这道菜品鲜香味美，营养丰富，可补中益气、消痰散结、健脾利水。

★糖蜜红茶饮

▲ **适用人群**

消化不良者，平素脾胃虚寒者尤为适宜。

▲ **用法宜忌**

适量饮用。

▲ **材料**

红茶5克，蜂蜜、红糖适量。

▲ **做法**

（1）将红茶放入保温杯中加入沸水，盖上盖，泡10分钟。

（2）饮用时调入蜂蜜和红糖即可。

▲ **功用解析**

红茶是经过发酵烘制而成的，其茶多酚在氧化酶的作用下发生酶促氧化反应，含量减少，有滋补养胃的功效。经常饮用加糖的红茶、加牛奶的红茶，能消炎、保护胃黏膜，对溃疡也有一定的治疗效果。

★桂圆阿胶红枣粥

▲适用人群

适用于胃病引起的贫血症明显的病人。

▲用法宜忌

分2次早晚温热服。

▲材料

桂圆肉12克，红枣15克，花生仁20克，阿胶30克，糯米100克，红糖少许，白酒适量。

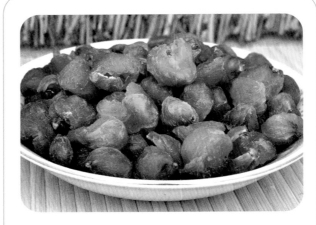

桂圆肉

▲做法

（1）糯米淘洗干净，用凉水浸泡发胀，沥水。

（2）取一只大杯，倒入沸水，将阿胶和白酒放在小杯子里坐于沸水中直至阿胶溶解。

（3）将桂圆肉去杂质，洗净；红枣洗净，去核。

（4）锅内加适量凉水和桂圆肉、红枣、花生仁，用中火煮至水分剩余1/3。

（5）加入糯米，用武火煮沸，转文火煮成粥。

（6）放入溶解的阿胶，边煮边搅匀，煮沸，加入红糖调匀即可。

★参苓粥

▲适用人群

适用于气血两虚、脾胃虚弱者，平素体虚者也可食用。

▲用法宜忌

有内热烦躁的患者不宜食用。

▲材料

人参5克（或用党参15克），茯苓15克，生姜3片，大米100克，冰糖

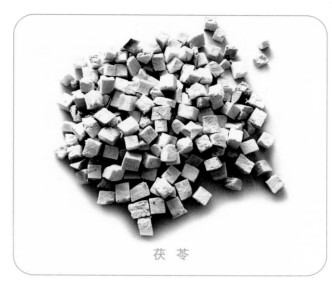

适量。

▲做法

将人参、生姜切片，茯苓研成粗末，浸泡半小时后煎取药汁共2次，并将2次药汁混合后分早晚2次同大米煮粥。待粥熟时，放入适量冰糖调味即可。

▲功能解析

人参益气补虚、健脾养胃；茯苓健脾利湿。此粥有开胃消食的功效，因脏腑虚损消化功能下降的癌症患者也可食用。

茯苓

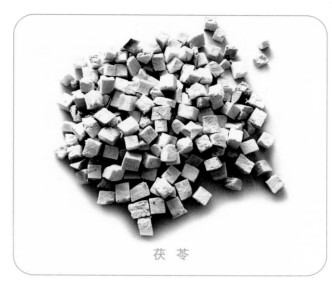

★荷香鸡肉米饭

▲适用人群

适用于盛暑引起的食欲不振、脾胃虚弱者。

▲用法宜忌

可作为保健食品经常食用。

▲材料

大米300克，鸡肉200克，鲜荷叶2张，盐、味精、啤酒、白糖、熟猪油、生抽、蚝油、甜面酱适量。

▲做法

（1）将大米淘净，用水浸泡3小时，沥水。

（2）鸡肉切成小丁，加盐、味精、啤酒、白糖、生抽、蚝油、甜面酱拌匀后腌渍半小时。

（3）把荷叶切成10小张，入沸水锅中烫软后，用凉水漂凉，沥干水。

（4）把沥干水的大米加少量啤酒和熟猪油拌匀。

（5）将处理好的荷叶铺开，先放适量大米摊平，然后放鸡肉丁，再放一层大米，用荷叶包好后上笼蒸约 *1* 小时，至米粒熟透即可。

★ 消积饼

▲ **适用人群**

老人、小儿之食积胃纳少及食欲减退者。

▲ **用法宜忌**

每餐前后食 *1* 个小饼。肾脾虚气弱者不宜服用。

▲ **材料**

鸡矢藤、苦荞头、隔山撬、焦山楂、麦芽、谷芽各 *200* 克，鸡内金、来服子各 *100* 克，白萝卜 *1000* 克，白芝麻 *50* 克，面粉、糖、小苏打粉适量。

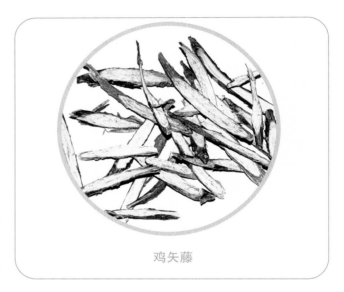

鸡矢藤

▲ **做法**

（1）将鸡矢藤、苦荞头、隔山撬、焦山楂、麦芽、谷芽、鸡内金、来服子干炒后，研成粉。

（2）绞压白萝卜取汁。

（3）将面粉与药末混合，加适量小苏打粉，加入萝卜汁，揉成面团制成饼，外撒白糖、白芝麻，烤熟即可。

▲ **功能解析**

焦山楂、鸡内金、麦芽、谷芽有消食化积、增进食欲的功效。

★土豆蜂蜜糕

▲适用人群

胃及十二指肠溃疡恢复期。

▲用法宜忌

空腹服用，每日2次，每次2匙，20天为1个疗程。治疗期间忌食辣椒、蒜、酒等刺激性食物。

▲材料

土豆500克，蜂蜜适量。

▲做法

（1）土豆洗净，用搅拌机搅成泥，用纱布挤出汁，将汁入锅煮沸后转文火熬煮。

（2）待土豆汁熬煮至浓稠状时，加入与土豆汁等量的蜂蜜一同搅拌，再文火煮成膏状，冷却后食用。

▲功能解析

本品对胃及十二指肠溃疡的治疗有辅助作用，慢性胃炎患者也可食用此糕。

★八宝藕粉

▲适用人群

适用于胃脘隐痛、胃内灼热嘈杂、口干喜饮、神疲乏力、消瘦心烦、便干、尿黄等症。

▲用法宜忌

可做点心，每日1次，每次100~200克。

▲材料

藕粉、白茯苓、白扁

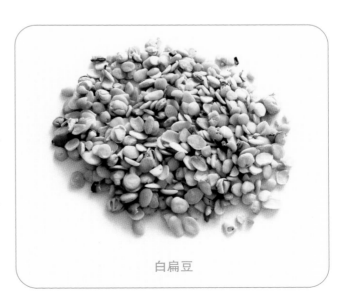
白扁豆

豆(炒熟)、莲子肉(留芯)、川贝母(去芯)、怀山药(炒黄)、奶粉各125克,蜂蜜适量。

▲ 做法

将除蜂蜜外的7味原料共研细末,每次20克,沸水冲调,再加蜂蜜调匀即可。

▲ 功能解析

藕粉是久负盛誉的传统滋养食品,莲藕粉性温味甘,有益胃健脾、养血补益、止泻的功能。白茯苓利水渗湿、健脾、化痰、宁心安神。莲子具有补脾、益肺、养心、益肾和固肠等作用。白扁豆健脾化湿、和中消暑。山药补脾养胃、生津益肺、补肾涩精。这道药膳益胃健脾、益气血、清虚热。

★ 蘑菇炒刀豆

▲ 适用人群

适用于胃癌的辅助治疗,也适于肾虚腰痛、气滞呃逆、风湿腰痛、小儿疝气等患者食用。

▲ 用法宜忌

佐餐食。胃热盛者慎服。食用刀豆时,一定要炒熟煮透。

▲ 材料

蘑菇450克,鲜刀豆荚150克,胡萝卜80克,川椒、盐、味精、姜片、香油、植物油适量。

▲ 做法

(1)将川椒在锅里用文火焙至酥脆,倒在砧板上碾碎成川椒末。

(2)蘑菇洗净沥干;鲜刀豆荚撕掉筋脉,洗净;胡萝卜去皮,切片。

(3)炒锅放武火上,加入植物油烧热,煸姜片,倒入蘑菇、胡萝卜片炒片刻,调入盐,加水烧5分钟,再入刀豆荚烧3分钟,调入味精,淋香油颠翻装盘,撒入川椒粉即可。

▲ 功能解析

刀豆嫩荚质地脆嫩、肉厚鲜美可口、清香淡雅,是菜中佳品;川椒性甘味辛,

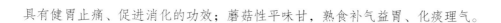

具有健胃止痛、促进消化的功效；蘑菇性平味甘，熟食补气益胃、化痰理气。

★笋烧海参

▲适用人群

适用于胃脘灼热或时而隐痛、嘈杂，食后加剧，口干欲饮、五心烦热、神疲乏力、尿黄等。亦适用于面容粗糙者的日常养护。

▲用法宜忌

佐餐食。海参与醋相克，并不宜与甘草同食。

▲材料

水发海参200克，竹笋100克，猪肉汤500毫升，盐、白糖、酱油、黄酒、水淀粉适量。

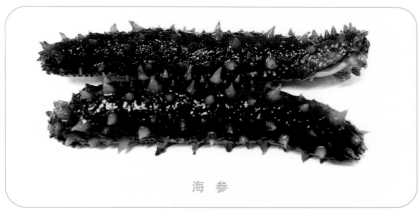

海　参

▲做法

（1）将海参洗净，切长条；竹笋洗净，切片。

（2）砂锅中加入适量猪肉汤，置火上烧沸。

（3）将海参、竹笋片放入汤中，用文火炖熟，加盐、酱油、白糖、黄酒，淋入水淀粉，待汤汁透明即可。

▲功能解析

海参具有滋阴养血的功效；竹笋清除内热、解渴除烦，能养颜、润肤。这道药膳滋阴清热、益气化痰。

防癌抗癌药膳

　　癌症是因机体内异常细胞的过度繁殖增生，从而损害健康的一类疾病。研究发现，80%～90%的癌症与环境因素有关，如地理条件、生活方式等。如果对这些因素采取适当的措施，就可以达到防治癌症的目的。在诸多养生方式中，饮食调养无论对于防癌还是治癌，都是非常重要的。

★鳝鱼参归汤

▲适用人群

　　气血两亏之胃癌患者。

▲用法宜忌

　　吃鱼喝汤，可佐餐服食，连续服食5～7日。

▲材料

　　黄鳝500克，当归、党参各12克，料酒、姜丝、大蒜、醋、盐、酱油、葱段、味精、胡椒粉适量。

▲做法

　　（1）将黄鳝剖背脊后处理洗净，切丝；党参、当归装入纱布袋扎口。

　　（2）将中药袋、鳝鱼丝与料酒、姜丝、大蒜、醋、盐、酱油、葱段、味精、胡椒粉等一并放入砂锅内，加适量清水，先用武火烧沸，去掉浮沫，再用文火煎熬1小时；取出药袋，煮至熟烂后，加入盐调味后即可。

▲功能解析

　　当归、党参、黄鳝合用，可补益气血、强身健体。

★黄芪瘦肉汤

▲适用人群

　　脾肾阳虚之肠癌患者。

▲用法宜忌

食肉饮汤。每日1剂，分2次食完，连续服食5～7日。

▲材料

黄芪50克，红枣30克，槐花10克，附片6克，猪瘦肉150克，生姜6克，盐、花椒、大蒜、葱段、酱油、味精适量。

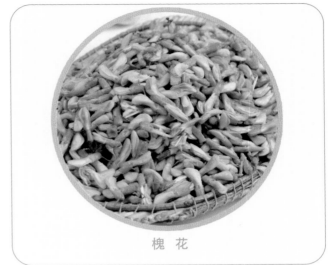

槐花

▲做法

（1）将猪瘦肉去筋膜，洗净切丝；药材用纱布包好，与猪肉、生姜、花椒、大蒜、葱段一同放入砂锅内，加适量清水煎煮。

（2）先用武火烧沸，再用文火慢炖，至熟烂后，去药包，加入适量盐、酱油、味精调味即可。

▲功能解析

附片温肾补虚；黄芪健脾益气、止血消肿。二者入膳，能提高机体免疫力。

★桂圆甲鱼煲

▲适用人群

肝硬化伴有低热、肝脾肿大患者，并可作为放疗或化疗期间的辅助治疗膳食，效果颇佳。

▲用法宜忌

吃肉、桂圆、山药，喝汤。有内热烦躁的患者不宜食用。

▲材料

1只约500克，山药、桂圆肉各30克，盐适量。

▲ **做法**

（1）先将甲鱼宰杀，去杂肠，洗净。

（2）将甲鱼肉与山药、桂圆肉放入容器内加适量水，以文火隔水炖至烂熟，加入盐即可。

▲ **功能解析**

甲鱼滋身健体，清虚热；怀山药、桂圆肉补肝肾、益心脾。本膳能扶正气、抗癌肿。

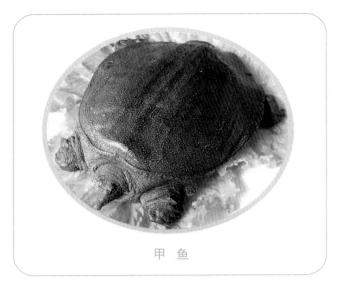

甲 鱼

★木香黄连炖大肠

▲ **适用人群**

湿热蕴结之肠癌患者。

▲ **用法宜忌**

每日1剂，分3次食完；连续服食5～7日。

▲ **材料**

木香10克，黄连6克，猪大肠500克，生姜6克，盐、大蒜、花椒、葱段适量。

▲ **做法**

（1）将猪大肠翻洗干净，木香、黄连焙干研末，纳入猪大肠内，两头扎紧。

（2）猪大肠放入砂锅内，加清水与生姜、盐、大蒜、花椒、葱段煨炖，至熟烂后去药渣，切段饮汤食肠即可。

▲ **功能解析**

木香、黄连清热利湿、止痛。猪大肠性微寒、味甘，有补肠润燥的作用。

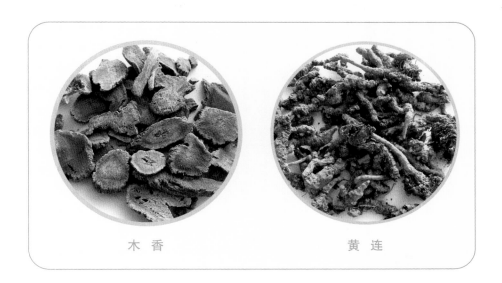

木　香　　　　　　　　　　　黄　连

★绿豆糯米酿猪肠

▲适用人群

适用于肠癌便血或其他癌肿体虚肠燥便秘者。

▲用法宜忌

随量食用。

▲材料

猪大肠1段（约40厘米长），糯米、绿豆适量（用量是2:1），冬菇10克、盐、胡椒粉适量。

▲做法

（1）将绿豆、糯米洗净，清水浸3小时；冬菇洗净，切细粒；猪大肠洗净。

（2）把绿豆、糯米、冬菇粒拌匀，加盐、胡椒粉调味，放入猪大肠内（不要装太满，并留有少许水），大肠两端用线扎紧。

（3）把酿好的猪大肠放入砂锅内，加适量清水煮2小时，取出切厚片即可。

▲功用解析

本膳可滋润补虚、养血止血。

★金针菇炖鳗鱼

▲适用人群

用于癌症的辅助治疗。

▲用法宜忌

佐餐食。鳗鱼忌与醋和白果同食。脾胃虚寒者不宜吃太多金针菇。

▲材料

金针菇200克，鳗鱼600克，鸡蛋3个，料酒、盐、香油适量。

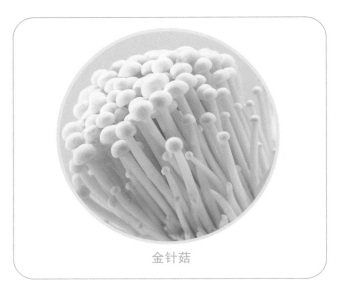

金针菇

▲做法

（1）将金针菇洗净；鳗鱼去内脏洗净，放入沸水锅中焯一下，捞出洗净，斩成段。

（2）取蒸钵一个，将鸡蛋打入钵中，用筷子搅匀，加入金针菇，最上面放鳗鱼。

（3）加入盐、料酒，注入适量清水，上笼蒸至鱼肉熟透，出笼淋上香油即可。

★白芥子甲鱼汤

▲适用人群

适合于各种癌症患者，尤其是鼻咽癌、肺癌、乳腺癌、淋巴肉瘤、脑瘤、食道癌、胃癌、肝癌等恶性肿瘤患者，可经常食用。

▲用法宜忌

佐餐随量服用。

▲材料

白芥子、苏子各12克，莱藤子15克，鲜海带50克，活甲鱼350克，葱、姜、蒜、胡椒、黄酒、盐、鸡汤适量。

▲ **做法**

（1）将苏子、莱藤子、白芥子装入纱布袋中，扎紧袋口。

（2）将海带洗净，切成方块；把活甲鱼宰杀放血，去除内脏及爪甲，将背壳、腹板剔除，留下裙边；将甲鱼肉切成小块。

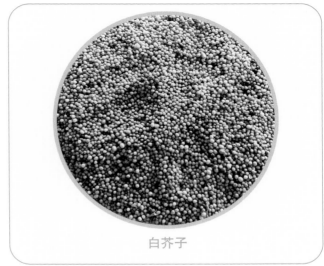
白芥子

（3）将甲鱼、海带块放入砂锅中，加入葱、姜、蒜、胡椒、黄酒、盐，按等比例加入鸡汤和水。

（4）用武火煮沸甲鱼汤，5分钟后改文火煲2小时，至甲鱼、海带烂熟为止。

▲ **功用解析**

此药膳补益身体、软坚散结、消除癌肿。

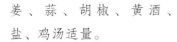
★ 菱角炖豆腐

▲ **适用人群**

泄泻、痢疾、食道癌、胃癌、子宫癌者的辅助治疗。

▲ **用法宜忌**

豆腐含嘌呤较多，痛风病人和血尿酸浓度增高的患者均应慎食。豆腐性偏寒，胃寒者、易腹泻之脾虚者，或常有遗精之肾亏者也不宜多食。

▲ **材料**

鲜菱角、嫩豆腐各250克，葱段、盐、味精、植物油、香油适量。

▲ **做法**

（1）将菱角剥壳去膜洗净下油锅爆炒。

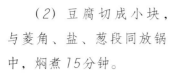

（2）豆腐切成小块，与菱角、盐、葱段同放锅中，焖煮15分钟。

（3）将适量香油淋于刚做好的菱角炖豆腐表面，加味精调味。

▲ **功用解析**

菱角性味甘凉，益气健脾，是泄泻、痢疾、食道癌、子宫癌症患者的食疗佳品。

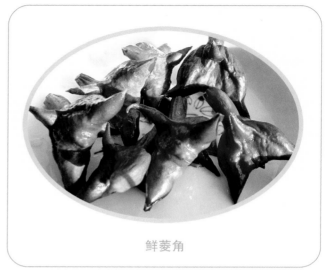

鲜菱角

★鸡蓉豆腐

▲ **适用人群**

身体虚弱者，以及各种癌症病人的辅助治疗。

▲ **用法宜忌**

佐餐食，常服。

▲ **材料**

鸡脯肉100克，豆腐400克，荸荠5个，蛋清20克，鲜香菇30克，鸡汤150毫升，料酒、盐、味精、葱花、姜末、胡椒粉、植物油适量。

▲ **做法**

（1）将鸡肉洗净剁蓉；豆腐洗净，捣成泥；

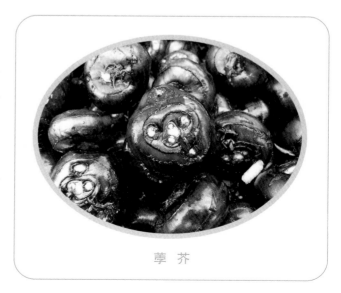

荸 荠

荸荠削皮切成细末；香菇去蒂，洗净。

（2）将鸡蓉加入鸡蛋清、鸡汤、盐、味精、料酒搅拌成糊状，再加入豆腐泥、荸荠末、葱花、姜末和胡椒粉拌匀。

（3）炒锅置武火上，倒入植物油烧至五六成热，将豆腐鸡蓉挤成扁椭圆状下入油锅中，炸至七成熟捞出码入碗内；碗内再加上香菇、鸡汤上笼用武火蒸15分钟，取出滗去汁，翻扣入盘中即可。

★清汁芦笋

▲适用人群

适用于淋巴癌、膀胱癌、肺癌患者在常规放疗化疗后，在药物治疗基础之上的辅助治疗，也适用于肝肾阴虚、血虚委黄患者。

▲用法宜忌

早晚各1次，佐餐食，常食。

▲材料

新鲜芦笋500克，香油、盐、味精适量。

▲做法

（1）将芦笋洗净，切段。

（2）芦笋段放入沸水内煮熟。

（3）取出芦笋段，调入香油、盐、味精即可。

▲功用解析

本品可增进食欲、帮助消化、缓解疲劳，对心脏病、高血压、肾炎、肝硬化等病症也有一定的治疗作用。

★笋菇肉丝

▲适用人群

适用于肺癌以及其他各种癌症的辅助治疗及预防，也可用于脾胃不健者的调理。

▲ **用法宜忌**

早晚温热服用。

▲ **材料**

芦笋500克，香菇50克，猪瘦肉250克，鸡蛋2个，盐、味精、香油、葱、姜、水淀粉、植物油适量。

▲ **做法**

（1）香菇用水泡发，洗净后切丝；泡香菇的水滤清备用。

（2）芦笋、葱、姜洗净切丝，猪瘦肉切丝；鸡蛋打散，放入猪肉丝拌匀。

（3）油锅烧热，肉丝过油。锅中留余油，烧热，加入葱丝、姜丝略炒，放入芦笋丝、香菇丝翻炒片刻，再加入肉丝、盐、味精翻炒均匀。

（4）加入泡香菇的水略煮，用水淀粉勾芡，淋香油出锅即可。

▲ **功用解析**

香菇甘平，益气不饥，驱破血，化痰理气，食之肥厚味美，是国际著名的食用菌之一；同时香菇营养丰富，常吃可预防癌症。芦笋甘寒，可清热、润肺、止咳。这道药膳健脾理气、清热化痰。

★ 蘑菇什锦

▲ **适用人群**

中老年心血管病人的辅助食疗，也可用于各种癌症患者的辅助食疗。对于中气不足、胃气不健的病人有一定的治疗作用。

▲ **用法宜忌**

佐餐食。

▲ **材料**

鲜香菇20克，荸荠、冬笋、腐竹各50克，胡萝

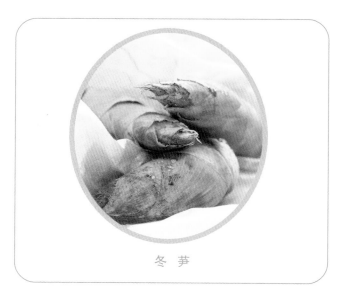

冬 笋

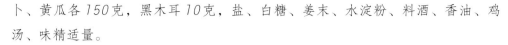

卜、黄瓜各 *150* 克，黑木耳 *10* 克，盐、白糖、姜末、水淀粉、料酒、香油、鸡汤、味精适量。

▲ **做法**

（1）腐竹泡发后煮烂切寸段；黄瓜切成菱形片；荸荠切成圆片；冬笋、胡萝卜切片；香菇、黑木耳泡发，洗净。

（2）把各种主配料分别放入沸水中焯一下，捞出码盘。

（3）炒勺内加入鸡汤，将码好的主配料轻轻推入勺内，加入鸡汤、姜末、料酒、白糖、盐、味精，煮开后去沫，文火煨至入味后收汁，加水淀粉勾芡，翻勺，淋入香油即可。

★ **蘑菇豆腐角**

▲ **适用人群**

适用于癌症病人的辅助治疗。

▲ **用法宜忌**

佐餐食，常服。蘑菇性滑，便泄者慎食。

▲ **材料**

老豆腐 *500* 克，鲜蘑菇 *100* 克，胡萝卜片、洋葱头各 *25* 克，黄酒、酱油、盐、白糖、香油、味精、水淀粉、植物油适量。

（1）将豆腐洗净，切 *1* 厘米薄片，沥干水，对角切开，放入烧热的植物油中炸黄捞起；洋葱切丝。

（2）洋葱丝入油锅爆香，下蘑菇、胡萝卜片，加少量水煮沸，放入豆腐片。

（3）调入黄酒、酱油、盐、白糖焖煮 *5* 分钟，用水淀粉勾芡，淋入香油，加味精调味即可。

▲ **功用解析**

本品益神开胃、化痰理气、补脾益气。

★清蒸鹅脯

▲适用人群

身体虚弱以及各种癌症病人。

▲用法宜忌

佐餐食，常食。温热内蕴者、皮肤疮毒、瘙痒症、痼疾者，以及高血压病、高脂血症、动脉硬化者忌食。

▲材料

鹅脯肉250克，花椒10粒，黄酒、葱段、姜片、盐适量。

▲做法

（1）将鹅脯肉洗净，放入砂锅中，加花椒、盐少许。

（2）用文火烧香，待凉，用盐涂擦鹅肉，腌半小时，加黄酒、葱段、姜片，蒸半小时即可。

▲功用解析

此道药膳可益气补虚，强身，减缓癌细胞生长。

美容美体药膳

容颜焕发和机体活力依赖于均衡的营养和畅通的经络，有美容作用的食物主要有利水消肿的薏米、冬瓜、红小豆、鸭肉等，还有补充胶原蛋白的猪蹄等，更有补益气血的红枣、桂圆、莲子、牛奶等。这些食物经过合理的搭配、合理的烹调，成为美味营养的药膳，对身体不仅有补益作用，更能让你收获到意想不到的美容效果。

现代医学认为，皮肤的颜色变化与氧化血红蛋白、还原血红蛋白、胡萝卜素和黑色素含量的多少，以及局部血液供应状况、身体健康状况有关。五脏调和、气血旺盛的人，其皮肤必定是光泽红润的。健美的皮肤主要是依靠健康的身体、合理的饮食、良好的情绪相配合而获得。

★黄花菜炖猪蹄

▲适用人群

适用于女性减少色斑、平缓皱纹、美容颜。

▲用法宜忌

食猪蹄、黄花菜，喝汤。

▲材料

黄花菜30克，猪蹄1只（约400克），料酒、盐、鸡精、姜片、葱段适量。

▲做法

（1）将黄花菜放入清水中泡发，去老梗，洗净。

（2）猪蹄去毛洗净，剁成4块，下沸水锅中焯

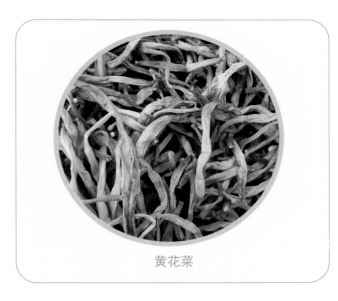

黄花菜

去血水。

（3）锅中放清水、猪蹄、料酒、姜片、葱段，武火烧沸，再改用文火炖至肉熟，放入黄花菜炖至肉熟烂入味，加适量盐、鸡精调味即可。

▲ 功用解析

黄花菜具有滋润皮肤、增强皮肤韧性和弹性、保护表皮与真皮细胞等功能，可使皮肤润滑柔嫩、皱纹减少、色斑减退。

★ 红枣莲子汤

▲ 适用人群

脾虚面色无华者。

▲ 用法宜忌

随意饮用。

▲ 材料

红枣100克，莲子60克，冰糖适量。

▲ 做法

将莲子去芯放入砂锅内炖煮。莲子煮至八成熟时，放入洗净的红枣和冰糖，再用文火煮30分钟即可。

▲ 功用解析

民间有"要使皮肤好，粥里添红枣"的说法。红枣有养颜美肤的作用，莲子也有类似的功能，二者相加，补血养颜，最适合女性美容服食。

★ 莲藕红豆汤

▲ 适用人群

适用于面色萎黄、皮肤枯槁、精神疲乏、心跳不安、月经不调、血虚闭经等症。

▲ 用法宜忌

可每1~2周食用1次。

▲材料

莲藕500克，红小豆250克，陈皮50克，牛肉200克，盐少许。

▲做法

（1）将莲藕洗净，去皮，切块，用刀背拍松；将红小豆、陈皮、牛肉洗净，陈皮切条，牛肉切块。

（2）砂锅内放入适量清水，用武火烧沸，放入莲藕块、红小豆、陈皮和牛肉块，改用中火煲3小时左右，加入盐调味即可。

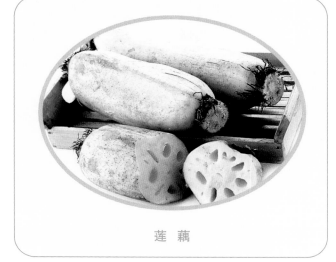

莲　藕

▲功用解析

莲藕健脾养颜，红小豆补血利尿。本方补血养颜，可使脸色红润有光泽。

★樱桃香菇养颜汤

▲适用人群

适用于脾胃虚弱，见饮食较少，脾胃功能较差，皮肤干燥、皱纹增多、须发干枯发黄等人群。

▲用法宜忌

本膳为益气健脾开胃之品，但多食可致虚火，因此不宜长期食用，特别是素体阴虚者不能过多食用。

▲材料

水发香菇80克，鲜樱桃60克，莴笋100克，莲子50克，料酒、味精、盐、酱油、白糖、姜汁、水淀粉、植物油、香油适量。

▲ 做法

（1）水发香菇洗净，切片；莴笋洗净，切片；樱桃洗净。

（2）锅中倒入植物油烧热，放入香菇煸炒，加入适量姜汁、料酒、酱油、白糖、盐和清水，煮沸，放入莲子，转文火炖10分钟。

（3）将莴笋片放入锅中，加味精调味，用水淀粉勾芡，最后放入樱桃稍煮，淋上香油调味即可。

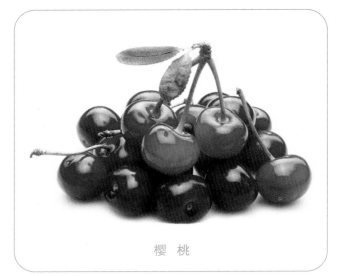

樱 桃

▲ 功用解析

樱桃为"调中，益脾气，令人好颜色"的佳果。莴笋中含有丰富的维生素C和维生素E，可滋泽皮肤，促进皮肤白净嫩细，经常食用，能使皮肤白嫩、光洁。莲子养心补脾。几味相合，可使皮肤光洁、细嫩、白净。

★八珍美容露

▲ 适用人群

皮肤粗糙者，以及面色萎黄、精神疲乏、血虚的女性。

▲ 用法宜忌

佐餐食用，每周1～2次，连服5周效果更好。

▲ 材料

水发银耳20克，罐装莲子、桂圆肉各50克，冰糖25克，蜂蜜、杏仁各10克，桂花、菊花各2克。

▲ 做法

（1）水发银耳洗净，去蒂，撕成小朵，与莲子、杏仁、桂圆肉同置锅中，

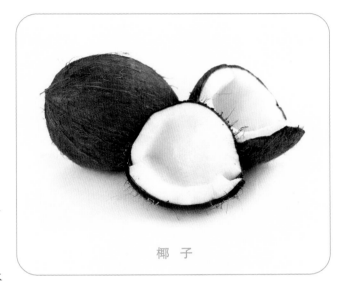

加入适量水。

（2）锅置火上，加入冰糖，武火烧沸，文火慢炖1小时；撒桂花、菊花搅匀，放至温热加入蜂蜜调味即可。

★椰子鲜奶炖乌鸡

▲适用人群

适用于肺阴亏虚、肺脾气虚，见热性肺燥咳嗽、久咳、咳痰不爽、支气管炎、皮肤干燥、胸翳气短、脾虚泄泻等的辅助食疗。

▲用法宜忌

此汤为解燥润肺、健脾益肺之品，性较滋腻，脾胃功能不完善、久泻不愈或素体痰湿较重、身体肥胖者不宜久服。

椰　子

▲材料

鲜奶500毫升，椰子1个，乌鸡肉250克，姜丝、盐适量。

▲做法

（1）乌鸡肉洗净，切丁；椰子锯开盖，将乌鸡肉、姜丝、鲜奶放入椰子内盖好，封好口。

（2）将椰子放入锅中，隔水炖2小时，加入盐调味即可。

▲功用解析

鸡肉中含有丰富的蛋白质和多种营养成分，能滋阴养胃、补中益气、补虚损、安五脏。椰浆中含有维生素和无机盐等成分，有养阴润燥、滋养肌肤作用。牛奶含有丰富的蛋白质、钙和多种美容护肤成分，是养颜健身的佳品。常饮此

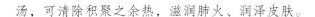

汤，可清除积聚之余热，滋润肺火、润泽皮肤。

★麦冬猪皮汤

▲适用人群

适用于脾胃虚弱，阴津亏虚证，见饮食减少、腹胀、便秘、皮肤干燥等。

▲用法宜忌

本汤性较滋腻，脾胃功能不完善、久泻不愈，或素体痰湿较重、身体肥胖者不宜久服。

▲材料

胡萝卜1根，麦冬50克，猪皮150克，高汤、枸杞子、葱段、姜片、盐适量。

▲做法

（1）麦冬用温水泡软。

（2）猪皮洗净，切成长条。

（3）胡萝卜洗净，切块。

（4）将预先准备好的高汤倒入汤锅里，用武火煮沸，将麦冬、胡萝卜块、猪皮条、枸杞子、葱段、姜片一起放入汤里，转文火炖煮约1小时。

（5）猪皮与胡萝卜熟软后，加入盐调味即可。

▲功用解析

麦冬具有生津润燥、减压解郁的作用，可提升精神和元气，使气色看起来更红润。胡萝卜可以帮助造血，保护视力，改善眼睛干涩和夜盲症，促进新陈代谢，使皮肤光泽亮丽。此汤具有润肠通便、润肤养颜和抗衰老的作用。

★玉米金瓜盅

▲适用人群

脾胃虚弱者，见饮食减少、腹胀、便秘、皮肤干燥；也可用于胃下垂、高血糖患者的辅助食疗。

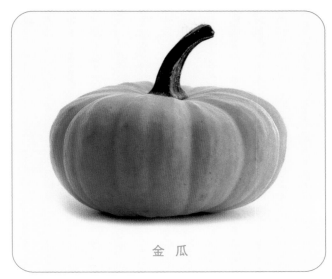

▲用法宜忌

本膳为温中健脾之品，气滞湿阻者不宜食用过多。

▲材料

金瓜 1 个，洋菇 5 朵，鲜玉米粒 25 克，低脂鲜奶 100 毫升。

▲做法

（1）金瓜表皮洗净，对半切开，去子，取半个。

（2）锅中加适量清水烧沸，水量约可盖过半个金瓜。

（3）将半个金瓜置入沸水中，调文火，焖煮至金瓜肉熟透，取出放在盘中。

（4）在锅里的金瓜汤汁里，加入洋菇片、玉米粒，炖煮约 20 分钟，倒入低脂鲜奶，继续熬煮 20 分钟，盛入瓜盅内即可。

金 瓜

★银耳薏米羹

▲适用人群

可作为脾胃虚弱者的辅助治疗。

▲用法宜忌

薏米性微凉，脾胃过于虚寒、四肢怕冷较重的人不太适合。

▲材料

薏米 150 克，银耳 50 克，白糖、糖桂花、水淀粉适量。

▲做法

（1）将薏米、银耳分别去杂，用温水浸泡 2 小时后洗净，银耳撕成小片。

（2）锅中加入凉水、银耳、薏米烧煮，薏米熟透时，加入白糖烧沸，用水淀粉勾芡，加糖桂花推匀出锅装碗即可。

▲ **功用解析**

本膳具有醒脑提神、恢复身心疲劳的良好效果。

★山药核桃猪蹄煲

▲ **适用人群**

脾胃虚弱、阴津不足者，见饮食减少、腹胀、便秘、皮肤干燥等。

▲ **用法宜忌**

本品性较滋腻，脾胃功能不完善、久泻不愈，或素体痰湿较重、身体肥胖者不宜久服。

▲ **材料**

新鲜猪蹄500克，核桃仁100克，山药150克，盐、味精、葱花、姜末适量。

▲ **做法**

（1）将核桃仁去杂质，洗净。

（2）将山药洗净，去皮，切片。

（3）将猪蹄处理洗净，剁成4块，下沸水锅中，焯去血水。

（4）将猪蹄、核桃仁、山药、盐、姜末和清水一起下锅煮沸后，转文火烧至肉皮熟烂，撒葱花、味精调味即可。

★金针蚌肉汤

▲ **适用人群**

肝肾阴虚者，见腰酸膝软、头晕目眩、耳鸣遗精、血虚、皮肤干燥。

▲ **用法宜忌**

本膳为滋补肝肾之品，性甘寒，多食寒中。外感未清、脾胃虚寒、便溏久泻者皆忌。

膳护身心——居家食疗药膳应用指南

▲ **材料**

鲜蚌肉200克，新鲜金针菇100克，盐、料酒、枸杞子、生姜末、葱花、植物油、味精适量。

▲ **做法**

（1）洗净蚌肉、金针菇，金针菇去蒂。

（2）锅中倒入植物油烧热，爆香葱花、姜末，加入蚌肉，翻炒均匀，再加入金针菇、枸杞子、料

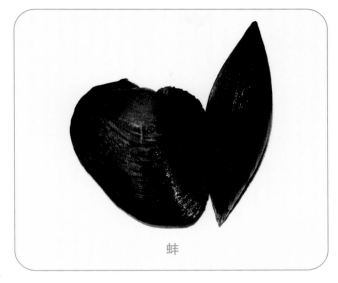

蚌

酒、盐及清水，用武火煮沸，转文火煮20分钟，加味精调味即可食用。

★木瓜鲜奶

▲ **适用人群**

皮肤干燥、面色萎黄、气血不足者。

▲ **用法宜忌**

可经常食用。

▲ **材料**

熟木瓜500克、新鲜牛奶200毫升、莲子50克、红枣20克、冰糖适量。

▲ **做法**

（1）木瓜去皮去核，切成粒状，用清水洗干净；莲子和红枣均洗净，莲子去芯，红枣去核。

（2）将木瓜粒、莲子、红枣放入炖盅，加入牛奶和冰糖，隔水炖熟即可。

▲ **功用解析**

本膳润肤养颜，能使肌肤润泽、嫩滑，面色红润，容光焕发，预防过早衰老。

★羊肉粥

▲适用人群

气血不足、面黄肌瘦、四肢不温、腰膝酸软者。

▲用法宜忌

内热者不宜。

▲材料

羊肉100克，枸杞子10克，糙米100克，姜末、葱花、盐、味精适量。

▲做法

羊肉洗净，剁成碎片；枸杞子洗净，与羊肉、糙米、姜末、盐入锅煮熟，加葱花、味精调味即可。

▲功用解析

本膳能补气养血、健脾暖胃、润肤养颜。

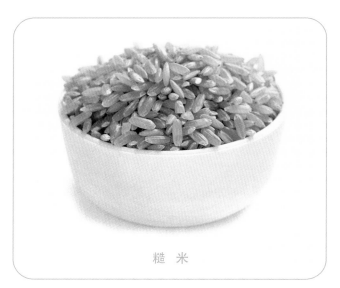

糙米

★补血美颜粥

▲适用人群

气血不足、容颜无华者。

▲用法宜忌

每天1次，连续食用15天。孕妇、月经过多者忌用。

▲材料

川芎3克，当归6

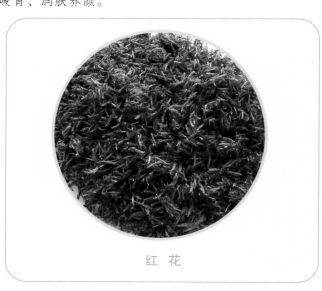

红花

克，红花 *2* 克，黄芪 *4* 克，大米 *100* 克，鸡汤、葱丝、姜丝、盐适量。

▲ 做法

将大米洗净，用水浸泡；川芎、当归、红花、黄芪装入纱袋中，放入砂锅内，加鸡汤煎成药汁；再将大米放入药汁中煮粥，加葱丝、姜丝、盐调味即可。

★ 当归咖喱饭

▲ 适用人群

面色无华、贫血者。

▲ 用法宜忌

阴虚内热者不宜。

▲ 材料

米饭 *1* 碗，当归 *25* 克，牛肉 *500* 克，洋葱、胡萝卜各 *150* 克，豌豆 *200* 克，土豆 *80* 克，油菜叶 *50* 克，咖喱粉 *2* 克，面粉 *50* 克，奶油 *100* 克，盐、味精、胡椒粉、酱油适量。

▲ 做法

（*1*）当归切成片，用文火煎取药汁 *120* 毫升；牛肉洗净，切成薄片；洋葱、胡萝卜、豌豆、油菜叶洗净。

（*2*）锅内放 *25* 克奶油，烧热，放入面粉炒成茶色，加入咖喱粉翻炒至咖喱味浓时加入清水，搅拌至咖喱粉和面粉成糊状，放入胡萝卜、土豆、豌豆焖煮。

（*3*）另起锅放入 *75* 克奶油，放入牛肉片，炒至变色，加入洋葱炒熟起锅，倒入正在焖煮的另一个锅内，加入当归汁、酱油、味精、胡椒粉等调味即可。

（*4*）食用时将焖好的菜品倒入米饭中即可。

▲ 功用解析

当归补血活血，可改善面部肤色。咖喱粉有特殊的香气。牛肉营养丰富，滋养脾胃，益气养血。本膳补血养血、强健身体、健美容颜。

★蛋奶豆腐

▲ 适用人群

阴津不足，脾胃虚损者，见脾胃虚弱、饮食减少、大便秘结、皮肤干燥。

▲ 用法宜忌

脾胃虚寒、脾胃功能不完善、久泻不愈、素体痰湿较重、身体肥胖者不宜久服。

▲ 材料

鸡蛋4个(取蛋清)，鲜奶1杯，酒、盐、生姜、生抽适量。

▲ 做法

（1）生姜洗净，取汁备用；将蛋白、鲜奶拌匀，加酒、姜汁、盐搅匀，倒入容器中。

（2）锅中倒入清水，武火烧沸后，将蛋白、鲜奶隔水炖约2分钟，转文火继续炖15分钟，取出冷却。

（3）将冷却的蛋白鲜奶切成适当大小，用生抽调味即可。

减肥瘦身药膳

肥胖不仅影响外观的美丽，是众多女性的大忌，更是一种不健康的表现。这类人常以水肿、肥胖或虚胖等为主要症状。健康的瘦身是减去多余的脂肪，让小赘肉消失。要知道，健康永远是第一位的。

★枸杞菠萝银耳汤

▲**适用人群**

计划去除体内毒素、养颜美容去脂减肥者。

▲**材料**

枸杞子20克，菠萝200克，银耳30克，冰糖适量。

▲**做法**

（1）将枸杞子洗净，用温水泡软；菠萝去皮挖去丁眼，洗净后切成小块；银耳用温水泡发，洗净去蒂，撕成小朵备用。

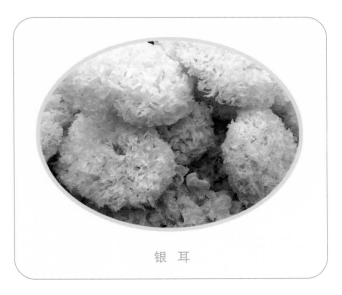

银耳

（2）锅内倒适量清水，放入银耳用武火烧沸，改文火煮30分钟，再放入菠萝块、枸杞子煮10分钟，加冰糖，待冰糖煮化即可。

▲**功用解析**

冷却后放入冰箱内冷藏，生津止渴效果会更好。

★ 鸡仁冬瓜汤

▲ 适用人群

气虚肥胖症患者。

▲ 用法宜忌

佐餐食。因为汤中有党参，所以食用时忌食萝卜。

▲ 材料

党参9克，鸡肉350克，薏米30克，冬瓜500克，味精、盐、葱段、姜片适量。

▲ 做法

（1）将鸡肉切成长条块；冬瓜去皮，洗净，切粗块；薏米洗净；党参洗净研末备用。

（2）锅放火上，放入适量清水，入鸡肉烧沸，撇去浮沫，加入薏米、姜片、葱段，炖至鸡肉刚熟时，放入冬瓜、党参，开锅后改用文火炖，最后放盐、味精即可。

▲ 功用解析

党参益气，鸡肉补中益气，薏米健脾利湿，冬瓜利水减肥。几味合用，益脾气，利运化水湿之功，常食能利水消肿，轻身减肥健身。

★ 魔芋鸡煲

▲ 适用人群

脾胃虚弱者，见体虚乏力、精神疲惫、饮食减少、面色淡白或萎黄，头晕。

▲ 用法宜忌

脾胃功能不完善、久泻不愈，或素体痰湿较重、身体肥胖者不宜久服。

▲ 材料

母鸡1只，魔芋豆腐500克，鸡蛋、葱段、姜片、盐、豆粉、胡椒粉、味精、植物油、高汤适量。

▲做法

（1）将母鸡处理干净，用盐在鸡全身内外涂均匀，摆入钵内，抹放入葱段、姜片，上笼蒸2小时至熟烂。

（2）将魔芋豆腐切条，入沸水中煮2分钟，捞起沥水。

（3）将鸡蛋打成蛋液，加盐、豆粉调匀，放入魔芋豆腐，裹匀蛋糊，入热油锅炸至金黄，捞出沥油。

（4）炒锅倒入高汤，放入魔芋豆腐煮熟；把蒸好的鸡摆在瓷盘里，汤汁滗入锅中，烧沸后撇去浮沫，加盐、胡椒粉、味精，淋上植物油，倒鸡身上即可。

▲功用解析

魔芋含有粗纤维，能在肠胃内吸收水分膨胀，使体积增加，增强饱腹感，而其可溶性纤维形成胶态，可延缓葡萄糖和脂肪的吸收，逐渐使血糖和血脂水平下降，从而可有效减肥，并防治高血糖、高血脂类疾病的发生。

★冬瓜车前草汤

▲适用人群

痰湿、气虚、血液循环不畅引起的肥胖者。

▲用法宜忌

佐餐服用。

▲材料

冬瓜200克，车前草50克，盐、味精、香油适量。

▲做法

（1）将冬瓜去皮洗净切片，加水，武火烧沸。

（2）加入洗净的车前草，煮至冬瓜酥烂。

（3）加入盐、味精和

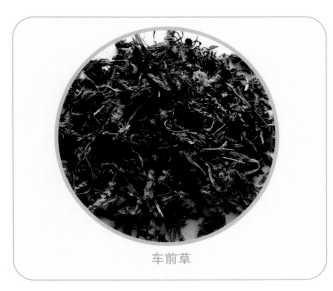
车前草

香油调味即可。

▲功能解析

本膳中冬瓜和车前草有清胃热、利小便、消水肿的作用。二者一起煲汤相辅相成，可使利水消肿之力更强，又可降血脂、降血压，使人健美。

★雪菜豆腐汤

▲适用人群

脾胃虚弱、津液亏虚者，见体虚乏力、饮食减少、肺热痰黄、咽痛、胃热口臭、便秘。

▲用法宜忌

本膳可益气和中、生津润燥，性凉，脾胃消化功能低下及小儿不宜多食，过食可导致恶心腹胀。

▲材料

黄豆芽250克，豆腐200克，雪里蕻100克，葱、植物油、味精、姜、盐适量。

▲做法

（1）将黄豆芽洗净，豆腐切丁，雪里蕻洗净切丁；葱洗净，切成葱花；姜洗净，切成末。

（2）锅中倒入植物油烧热，放入适量葱花、姜末煸炒片刻。

（3）再放入黄豆芽炒香，加适量开水，以武火烧沸。

（4）待豆芽酥烂时，放入雪里蕻、豆腐，转文

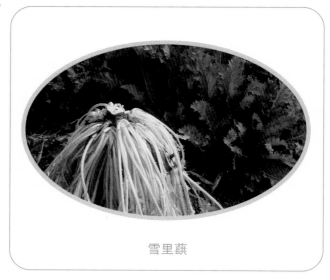
雪里蕻

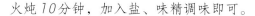

火炖10分钟，加入盐、味精调味即可。

▲功用解析

豆腐益气和中、生津润燥；黄豆芽富含维生素C、胡萝卜素，具有润肤、滋养、健身的作用。本汤也可作为高血压、高血脂、动脉硬化、肥胖症患者的保健食品。

★清蒸凤尾

▲适用人群

中气不足者，见脾胃虚弱、饮食减少、体虚乏力、精神萎靡不振、素体肥胖。

▲用法宜忌

本膳为补中益气之品，性温味甘，胃热、口臭、小便短赤、大便秘结者不宜久服。

▲材料

鲜凤尾菇500克，盐、香油、鲜汤、姜末、葱末适量。

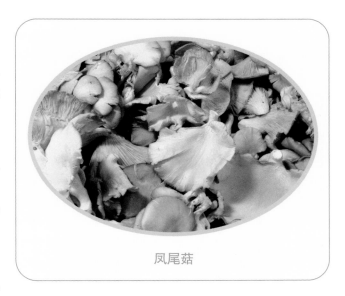

凤尾菇

▲做法

（1）将凤尾菇洗净，撕成小瓣，平放在汤碗中。

（2）加入适量香油、盐、鲜汤、姜末、葱末。

（3）放入蒸锅中，蒸至熟透入味即可。

▲功用解析

凤尾菇含有的一些生理活性物质，可诱发干扰素的合成，还有防癌、抗癌的作用。本膳可补中益气、降压降脂、减肥轻身。

★红小豆炖鹌鹑

▲适用人群

五脏虚弱，气血不足，尤脾虚湿盛者。

▲用法宜忌

佐餐食。

▲材料

鹌鹑2~3只，红小豆50克，生姜片、葱段各10克，盐5克，味精、胡椒粉各3克，清汤1500毫升。

▲做法

（1）将红小豆洗净；鹌鹑宰杀后去毛、内脏，剁去脚爪，入沸水锅内焯去血水，洗净。

（2）将锅置火上，注入清汤，放入红小豆、葱段、姜片、胡椒粉，烧沸后文火慢炖90分钟，放入鹌鹑再炖烂，调入味精、盐，拣去姜、葱即可。

▲功用解析

红小豆利尿减肥；鹌鹑补五脏、益精血、温肾助阳。二者同食可利水消脂，益气补虚，常服有助减肥。

★荷叶茯苓粥

▲适用人群

脾虚湿盛兼有水肿、便秘虚胖者。

▲用法宜忌

陈米应反复搓，新米不要搓，只要在清水中淘洗1~2次即可，以免其中可溶于水的维生素和矿物质流失。白茯苓善利水消肿，赤茯苓偏于利湿。本药膳应选白茯苓。

▲材料

荷叶1张(干鲜均可)，茯苓50克，大米100克。

▲ **做法**

（1）先将荷叶洗净，加适量清水煎煮10分钟，去渣留汁。

（2）大米淘洗干净；茯苓洗净。

（3）砂锅加入荷叶汁、茯苓、大米同煮粥，先用武火烧沸，后改用文火煮至粥成即可。

★茯苓红豆粥

▲ **用法宜忌**

每日清晨空腹服。

▲ **材料**

红小豆80克，茯苓30克、小米50克。

▲ **做法**

（1）将茯苓拣去杂质，研为细末；小米洗净；红小豆洗净后浸泡10小时以上。

（2）锅加适量水，红小豆、茯苓、小米共煮成粥即可。

▲ **功用解析**

红小豆、茯苓可健脾利水湿、减肥。本粥健脾益胃，消肿解毒。

★纤身卷耳菜

▲ **适用人群**

脾胃虚弱、血虚者，证见面色淡白或萎黄、眩晕、月经量少、体虚乏力、精神疲惫、饮食减少、体胖、大便干燥等。

▲ **用法宜忌**

本膳为健脾补血之品，性平，脾胃功能不完善、久泻不愈者不宜久服。

▲ **材料**

水发黑木耳50克，圆白菜250克，植物油、酱油、味精、香油、醋、白糖、花椒、水淀粉、盐、姜末适量。

▲ **做法**

（1）水发黑木耳洗净，挤干水分。

（2）圆白菜洗净，撕成大片，沥干水分。

（3）炒锅放入植物油烧至七成熟，放花椒、姜末爆香，放入黑木耳、圆白菜煸炒。

（4）加入酱油、盐、味精、白糖，烧沸后用水淀粉勾芡，加醋，淋上香油即可。

▲ **功用解析**

黑木耳中铁的含量极为丰富，为猪肝的 7 倍多，常吃能养血驻颜，令人肌肤红润、容光焕发，并可防治缺铁性贫血。

★ 橄榄烧鲜贝

▲ **适用人群**

脾胃虚弱者，见体虚乏力、精神疲惫、饮食减少、面色淡白或萎黄、头晕、眩晕、体胖等。

▲ **用法宜忌**

本膳为补脾益胃之品，性较寒凉，脾胃虚寒、久泻不愈、腹中冷痛者不宜久服。有宿疾者应食。

▲ **材料**

鲜贝 100 克，橄榄菜 400 克，虾仁 10 克，香菇 2 朵，葱、生姜、料酒、盐、植物油、水淀粉、枸杞子适量。

▲ **做法**

（1）鲜贝横切 3 片，

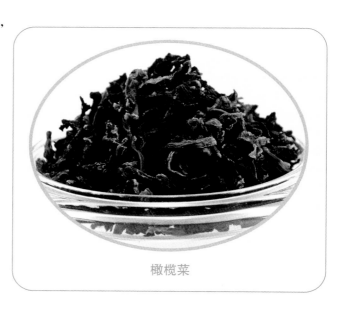

橄榄菜

倒入少许料酒腌渍。

（2）橄榄菜洗净，切段；香菇浸软后，去蒂，洗净，切片；葱及生姜切细。

（3）将橄榄菜用沸水焯烫片刻，捞起后沥干水分。

（4）锅中倒入植物油，烧至七成热，放入葱末、姜末爆香，再放入香菇片翻炒。

（5）加入鲜贝、虾仁及少许泡香菇的水、枸杞子，加盐、料酒调味。

（6）最后放入橄榄菜，煮熟，用水淀粉勾薄芡即可。

▲ **功用解析**

鲜贝中含一种具有降低血清胆固醇作用的营养物质；虾仁具有补肾壮阳、健胃的功效，能温补肾阳。本膳适用于肥胖症、高血压及肾脏、心脏、肝脏病患者的日常辅助食疗。

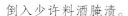

★杞鸡烧萝

▲ **适用人群**

肥胖、高脂血患者。

▲ **用法宜忌**

佐餐服食。

▲ **材料**

鸡脯肉500克，白萝卜600克，枸杞子15克，鸡精、胡椒粉、料酒、姜片、葱段、陈皮、盐、水淀粉、鲜汤、植物油适量。

▲ **做法**

（1）将鸡脯肉洗净，切成粗条；白萝卜洗净，切条。

（2）枸杞子洗净，用清水泡软。

（3）炒锅放油烧至六成热，放入鸡肉煸炒至变色，加入鲜汤烧沸，撇去浮沫，加料酒、陈皮、姜片、葱段烧至七成熟时，加入白萝卜、枸杞子、胡椒粉烧沸，加盐、鸡精调味，再用水淀粉勾薄芡即可。

★首乌香菇菜芯

▲适用人群

中老年人。

▲用法宜忌

佐餐服用。

▲材料

何首乌30克，鲜香菇150克，油菜心8个，盐、植物油、白糖、味精、酱油、香油、料酒、胡椒粉、干淀粉、葱花、姜丝、清汤适量。

▲做法

（1）何首乌加水煎两次，过滤，取浓缩滤液。

（2）将发好的香菇用剪刀转圈剪成长条，再用干淀粉拌匀。

（3）锅内倒入植物油，油热后，将香菇丝下锅，慢火炸至酥脆，捞出。

（4）锅内留底油，下葱花、姜丝炝锅，放入清汤、药液、料酒、盐、白糖、味精、酱油、胡椒粉调成汁，下香菇丝翻炒，淋香油出锅装盘，将焯好的油菜心摆放盘边即可。

▲功用解析

何首乌可延年、抗衰老，同时有良好的益智抗痴呆作用。中医认为，何首乌能补益肝肾、填精髓。药理研究证实，何首乌中含有大量的卵磷脂，而卵磷脂是构成神经组织的主要物质，并能促进红细胞的新生和发育。何首乌配香菇组成此药膳，其性平和，味清淡，是益智抗早衰菜肴。

★枸杞藤炒春笋丝

▲适用人群

胃气虚弱、肝阴不足者，见饮食减少、体虚乏力、少气懒言、精神萎靡不振、体胖、双目干涩、大便干燥等。

▲用法宜忌

本膳为养肝明目、清热解毒之品，性甘寒，脾胃虚寒、久泻不愈、腹中冷痛者不宜久服。

▲材料

枸杞藤150克，春笋50克，料酒、酱油、盐、植物油、姜片、白糖、香油适量。

▲做法

（1）枸杞藤洗净；春笋洗净，切片。

（2）锅中倒入植物油烧热，放入春笋片、生姜片煸炒片刻，加入适量酱油、料酒、盐调味。

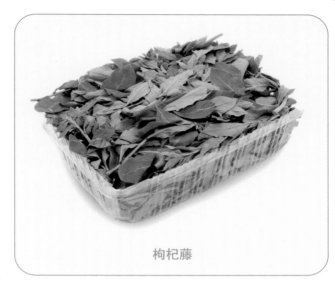

枸杞藤

（3）在另一锅中加入适量植物油煸炒枸杞藤，加入白糖、盐调味，变色时立即加入正在炒笋的锅内同炒，不加汤。

（4）待熟时，滴入少许香油调味即可。

▲功用解析

竹笋味甘、微寒，无毒，具有清热化痰、益气和胃、治消渴、利水道、利膈爽胃。竹笋还具有低脂肪、低糖、多纤维的特点，食用不仅能促进肠道蠕动，帮助消化，去积食，防便秘，还可预防大肠癌。竹笋含脂肪、淀粉很少，属天然低脂、低热量食品，是肥胖者减肥的佳品。

★醋熘木耳圆白菜

▲适用人群

脾胃虚弱者，见体虚乏力、精神疲惫、饮食减少、面色淡白或萎黄、头晕、眩晕、体胖、大便干燥等。

▲ **用法宜忌**

本膳为健脾益胃之品，性甘平，久泻不愈者不宜久服。

▲ **材料**

水发黑木耳50克，圆白菜250克，枸杞子10克，蒜片、酱油、植物油、味精、香油、醋、白糖、水淀粉、盐适量。

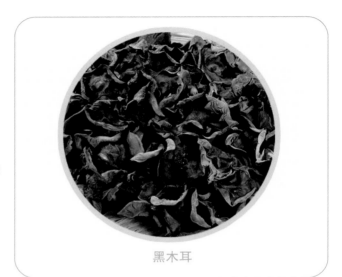

黑木耳

▲ **做法**

（1）将水发黑木耳洗净，挤干水分。

（2）将圆白菜洗净，撕成大片，沥干水分。

（3）炒锅放植物油，烧到七成热，放入适量蒜片炒香，随即放入黑木耳、圆白菜煸炒。

（4）放入枸杞子，加适量酱油、盐、味精、白糖调味，烧沸后用水淀粉勾芡，加醋，淋上香油即可。

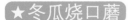 **★ 冬瓜烧口蘑**

▲ **适用人群**

脾虚湿盛者，见水肿胀满、水泻痢疾、小便不利，以及由湿热引起的痰火内蕴、咳嗽、痰多、眩晕、体胖等。

▲ **用法宜忌**

本膳为健脾利水之品，性偏凉，凡属虚寒、久病泄泻者忌服。

▲ **材料**

冬瓜500克，水发口蘑100克，料酒、味精、盐、水淀粉、植物油、黄豆芽汤、胡椒粉各适量。

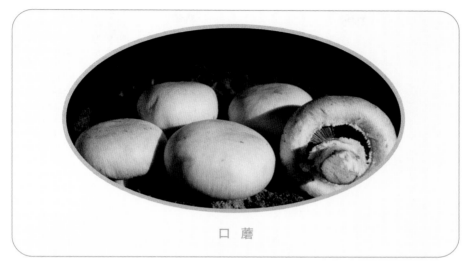

口 蘑

▲**做法**

（1）冬瓜洗净，去皮、瓤，放入沸水锅中焯熟，捞出用凉水浸凉，再切成块。

（2）口蘑去蒂，洗净。

（3）炒锅中倒入植物油烧热，放入黄豆芽汤、口蘑、胡椒粉、冬瓜块、料酒、盐、味精，用武火烧沸后转文火炖煮入味。

（4）最后用水淀粉勾芡即可。

★纤体冬瓜烧

▲**适用人群**

胃热炽盛者，见胃脘灼痛、渴喜冷饮、口臭、小便短赤、大便秘结、体胖。

▲**用法宜忌**

本膳为清热利水之品，性甘寒，脾胃虚寒、久泻不愈、腹中冷痛、腹泻者不宜久服。

▲**材料**

冬瓜250克，植物油、香菜、姜末、盐适量。

▲ **做法**

（1）冬瓜削去皮、瓤，切成长条。

（2）香菜洗净，切成小段。

（3）锅中倒入植物油烧热后，加入姜末爆香，下冬瓜条煸炒，待稍软，加盐调味，加适量清水，盖上锅盖，焖煮20分钟。

（4）烧熟后加入香菜段即可。

★ 碧绿扒三菇

▲ **适用人群**

脾胃虚弱者，见饮食减少、体虚乏力、精神萎靡不振、面色白。

▲ **用法宜忌**

本膳为补脾益胃之品，性温味甘，产后、病后忌用野生的菇类。

▲ **材料**

鲜蘑菇、鲜草菇、水发香菇各150克，芥菜胆300克，盐、味精、料酒、白糖、胡椒粉、植物油、水淀粉、鲜汤适量。

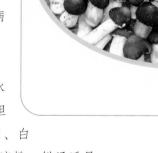

草 菇

▲ **做法**

（1）水发香菇去杂洗净，挤干水分，放入碗内，加入鲜汤、白糖。

（2）蘑菇、草菇去杂质，洗净，放入沸水中焯片刻，捞出备用。

（3）锅中倒油烧热，放入三菇稍炒，加入料酒、白糖、鲜汤、味精、胡椒粉烧至入味，用水淀粉勾芡，装盘。

（4）芥菜胆下油锅煸炒片刻，加入盐、鲜汤，烧至入味后捞起，装在蘑菇盘中即可。

★山楂糕拌白菜

▲适用人群

肥胖症兼消化不良者。

▲用法宜忌

佐餐随量服用。

▲材料

山楂糕500克，白菜芯200克，姜片、葱花、盐、味精、香油适量。

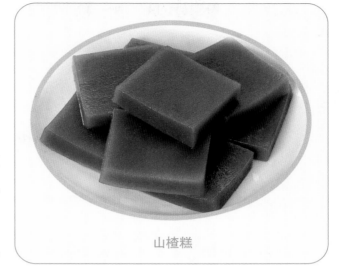

山楂糕

▲做法

（1）山楂糕、白菜芯均洗净，切丝。

（2）将白菜丝盛入盘中，加入姜片、葱花，盐、味精、香油拌匀。

（3）将山楂糕丝放在白菜丝上拌匀即可。

★白菜拌鲜藕

▲适用人群

阴虚内热，见口干咽燥、五心烦热、潮热、盗汗、小便短黄、大便秘结。

▲用法宜忌

本膳为滋阴清热之品，性寒，脾胃消化功能低下、大便溏泄、腹中冷痛、怕冷者不宜久服。

▲材料

嫩白菜芯500克，嫩藕400克，干红辣椒、姜丝、盐、白糖、味精、白酱油、香油适量。

▲做法

（1）白菜芯洗净，取嫩叶，切成丝后放碗中，加盐腌渍5分钟。

（2）干辣椒去子，洗净，用温水泡软，切丝。

（3）藕洗净，切丝，放入清水中泡一下，再放入沸水中烫脆，捞出过凉，沥水。

（4）碗中加盐、白糖、味精、白酱油、香油兑成调味汁。

（5）将白菜丝挤去盐水，加入藕丝、姜丝、辣椒丝，浇上调味汁，拌匀即可。

▲ 功用解析

莲藕中含有黏液蛋白和膳食纤维，能与人体内胆酸盐及食物中的胆固醇及甘油三酯结合，让这些物质从粪便中排出，从而减少脂类的吸收。白菜有养胃利水、解热除烦之功效。两味相合，具有清热除烦、解渴利尿、消肿减肥的功效。

乌发明目药膳

中医认为发为血之余，为肾所主；肾之华在发，血之荣亦在发。要想使头发乌黑，不仅要精心护理外部，更要保证肾之精气旺盛，因此，药膳在乌发美容中有非常重要的作用。要使眼睛明亮，则可多食对眼球和视神经有帮助的食物，如肝脏、河鳗、胡萝卜、油菜、茼蒿、芥菜等。

★黑豆炖猪蹄

▲适用人群

脾肾亏虚者，见体虚乏力、饮食减少、精神疲惫、腰膝酸软、面色淡白或萎黄。

▲用法宜忌

本膳为补脾益肾之品，性较滋腻，脾胃功能不完善、久泻不愈、素体痰湿较重、身体肥胖者不宜久服。

▲材料

猪蹄500克，黑豆200克，枸杞子、葱段、姜片、盐、胡椒粉、味精适量。

▲做法

（1）猪蹄洗净，切块，入沸水锅中焯烫片刻捞出。

（2）用温水将黑豆略泡后洗净。

（3）将猪蹄、黑豆、枸杞子放入锅中，放入葱段、姜片，倒入清水，武火煮沸后，转文火炖至猪蹄软，拣去葱姜。

（4）调入适量盐、胡椒粉、味精，炖至入味即可。

★明目海鲜汤

▲适用人群

肝肾阴虚者，见精神疲惫、腰膝酸软、潮热盗汗、两目干涩、头晕眼花、视物模糊、弱视及近视等。

▲ **用法宜忌**

本膳为补益肝肾之品，性温，脾弱不运、久泻不愈、素体痰湿较重、身体肥胖者不宜久服。

▲ **材料**

水发海参、鲜蚌肉、鲜蚬肉、熟海螺肉各50克，水发鲍鱼、水发干贝各20克，整鲍鱼贝壳1个，鸡汤、味精、盐、黄酒、青笋适量。

▲ **做法**

（1）海参、鲍鱼处理洗净，切丝；蚌肉、蚬肉、干贝、海螺肉、青笋分别洗净，切片。

（2）将各种海鲜和整鲍鱼贝壳一起放入砂锅中，加入鸡汤，武火煮沸后转文火炖至九成熟。

（3）加盐、味精、黄酒调味，放入笋片煮至熟即可。

▲ **功用解析**

本膳有补虚泻实、明目、强视力的功效，常食对夜盲症、青光眼也有很好的辅助治疗作用。

★ 黄精党参煨猪肘

▲ **适用人群**

腰肌劳损、须发早白、肝硬化后期、肺结核晚期的病人。

▲ **用法宜忌**

佐餐服食。脾虚、咳痰多及中寒便溏者不宜食用。

▲ **材料**

鲜猪肘1000克，干

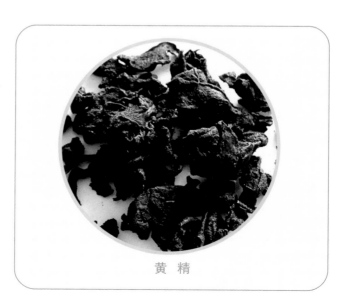

黄 精

红枣50克，黄精20克，党参10克，白豆蔻2克，料酒、酱油、盐、鸡精、胡椒粉、生姜粒、大葱段、高汤适量。

▲ **做法**

（1）红枣、黄精、党参洗净，党参切段；白豆蔻洗净，拍扁。

（2）猪肘洗净，放沸水锅中焯烫，捞出。

（3）将猪肘、干红枣、黄精、党参、白豆蔻、料酒、酱油、生姜粒、大葱段、高汤放入锅中，武火烧沸，转文火煨至猪肘熟烂，加盐、胡椒粉、鸡精调味即可。

★乌发粥

▲ **适用人群**

肾精亏虚者，见精神疲惫、腰膝酸软、须发早白、潮热盗汗。

▲ **用法宜忌**

本膳为补肾益精之品，性温味甘，脾胃功能不完善、久泻不愈者不宜久服。

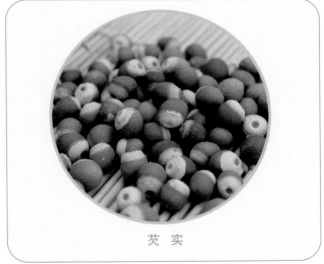

芡实

▲ **材料**

黑米50克，黑豆25克，黑芝麻粉20克，芡实15克，红枣10颗，红糖适量。

▲ **做法**

锅内放入适量清水，放入洗净的黑米、黑豆、红枣、芡实同煮至软烂，再加入黑芝麻粉，搅拌均匀，继续煮2分钟，加红糖搅拌均匀即可。

▲ **功用解析**

黑米、黑芝麻、黑豆、红枣均为天然绿色食品，均含有自然界的植物体在光合作用中形成的色素，直接、间接地调节体内代谢，使头发变黑。

★首乌黑豆粥

▲适用人群

白发症、气血两虚患者。

▲用法宜忌

每日早或晚1次，每次喝粥150～200毫升。

▲材料

制首乌20克，黑豆、黑芝麻、冰糖各30克，红枣6颗，大米100克。

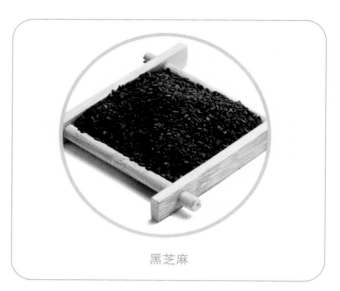

黑芝麻

▲做法

（1）制首乌、黑豆、红枣、黑芝麻、大米淘洗干净，去泥沙；冰糖捣碎。

（2）将制首乌、黑豆、红枣、黑芝麻、大米放入锅内，加适量水，置武火上烧沸，再用文火煮45分钟，加入冰糖搅匀即可。

▲功用解析

中医认为，黑色入肾。黑豆、黑芝麻均为黑色食品，有补肾壮阳的作用。肾主毛发，这些食物均为补肾、乌发护发的佳品。

★桂圆首乌羹

▲适用人群

肾精亏虚者，见精神疲惫、腰膝酸软、头发早白、潮热盗汗、面色苍白或萎黄、体虚乏力。

▲ 用法宜忌

本膳为补肾益精之品，性较滋腻，脾胃功能不完善、久泻不愈、素体痰湿较重、身体肥胖者不宜久服。

▲ 材料

桂圆肉20粒，制首乌15克，当归6克，红枣6颗，枸杞子10克，冰糖50克。

▲ 做法

（1）首乌、当归去净灰渣，烘干后研成粉末。

（2）红枣洗净，去核，与枸杞子一起切成细粒。

（3）桂圆肉剁细。

（4）锅中倒入适量清水，烧沸后加入首乌、当归粉末，煮沸后，放入桂圆肉、红枣、枸杞子、冰糖，熬成羹汤即可。

▲ 功用解析

此羹有美容颜、润肌肤之功效，女性常吃可葆青春常在；也适用于产后血虚、须发早白、乏力等。

★ 菊花炒肉片

▲ 适用人群

肝阳上扰者，见头痛、眩晕、目赤、心胸烦热、疔疮肿毒等。

▲ 用法宜忌

脾胃功能不完善、久泻不愈、素体痰湿较重、身体肥胖者不宜久服。

▲ 材料

猪瘦肉500克，鲜菊花瓣100克，黑木耳20克，鸡蛋3个，姜丝、葱花、盐、料酒、味精、淀粉、清汤、植物油适量。

▲ 做法

（1）菊花洗净；猪肉洗净，切片。

（2）将鸡蛋打入碗中，加入料酒、盐、淀粉调成糊，投入肉片拌匀。

（3）锅中倒入植物油，烧至六成热时，将肉片入油锅炸熟。

（4）锅内留底油，爆香葱花、姜丝，加入熟肉片、清汤、黑木耳、菊花瓣翻炒均匀。

（5）最后加入味精调味即可。

▲ **功用解析**

菊花有散风清热、清肝明目和解毒消炎等作用，对眼睛劳损、头痛、高血压等均有一定效用，久服可防治高血压、偏头痛。

★ 明目珍肝

▲ **适用人群**

阴血亏虚者，见精神疲惫、腰膝酸软、须发早白、潮热盗汗、双目干涩等。

▲ **用法宜忌**

脾胃功能失调、久泻不愈、素体痰湿较重、身体肥胖者不宜久服。

▲ **材料**

鸡腰250克，鸡肝350克，当归、姜片、大料、葱段、料酒、盐、胡椒粉、香菜适量。

▲ **做法**

（1）鸡腰、鸡肝洗净，用淡盐水稍煮，捞出放入盘中，加入大料、姜片、葱段、料酒、盐、胡椒粉腌渍。

（2）锅中倒水烧沸，将鸡腰、鸡肝、当归放入盆中，用武火隔水蒸熟，取出拣去大料、姜片及葱段。

（4）将鸡腰、鸡肝切

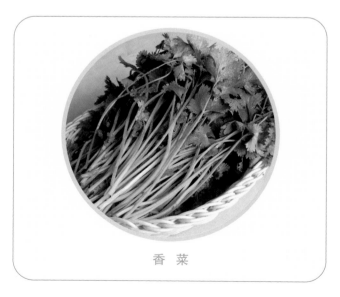

香 菜

片装盘，以香菜点缀即可。

▲功用解析

鸡肝中维生素A的含量远远超过奶、蛋、肉、鱼等食品，具有维持正常生长和生殖机能的作用，能保护眼睛，维持正常视力，防止眼睛干涩、疲劳，维持健康的肤色，对皮肤的健美具有重要意。同时，鸡肝中还具有一般肉类食品中没有的维生素C和微量元素硒，能增强人体的免疫反应、抗氧化、防衰老，并能抑制肿瘤细胞的产生。鸡腰可治头晕眼花、咽干、耳鸣、耳聋、盗汗等病症。几味相合能够补血、滋阴、明目，适用于视力减退、耳鸣、头痛、视网膜充血等症。

★煎猪肝

▲适用人群

肝血不足者，见面色苍白或萎黄、形体消瘦、眩晕、视力减退、夜盲、双目干涩等。

▲用法宜忌

本膳为养血补肝之品，性较滋腻，脾胃功能不完善、久泻不愈或素体痰湿较重、身体肥胖者不宜久服。

▲材料

鲜猪肝400克，鸡蛋2个（取蛋清），料酒、白糖、酱油、淀粉、香油、植物油、葱段、姜片适量。

▲做法

（1）鲜猪肝洗净，切片。

（2）将猪肝放在用酱油、料酒、蛋清调成的芡汁中腌拌，再逐片裹上一层干淀粉。

（3）锅中倒入植物油，待油温达八成热时，将猪肝放入锅内滑一下。

（4）锅内留适量底油，放入葱段、姜片、白糖、香油煸炒均匀，放入猪肝片迅速翻炒至熟即可。

▲功用解析

猪肝含有丰富的铁、磷，它是造血不可缺少的营养素。猪肝中富含蛋白质、卵磷脂和微量元素，有利于儿童的智力发育和身体发育。猪肝中还含有丰富的维生素A，常吃猪肝，可逐渐消除眼科病症。

★菊花香菇蒸鱼头

▲适用人群

脾肾亏虚者，见体虚乏力、饮食减少、精神疲惫、腰膝酸软、面色淡白或萎黄。

▲用法宜忌

本膳为补脾益肾之品，性温味甘，无特殊禁忌，但幼儿不宜食用。

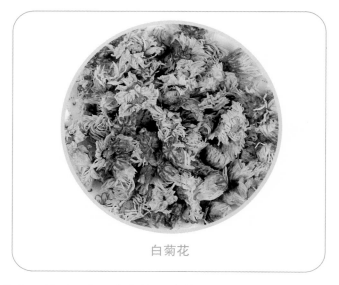

白菊花

▲材料

鱼头1只（约500克），白菊花10朵，火腿10克，香菇25克，葱段、姜末、料酒、盐、胡椒粉、味精适量。

▲做法

（1）鱼头处理洗净，用葱段、姜末、料酒、盐、胡椒粉、味精腌渍入味；火腿切丁。

（2）菊花瓣开，用淡盐水洗净。

（3）香菇泡发后去蒂，洗净。

（4）鱼头摆入蒸盘内，撒香菇、火腿丁、5朵菊花，上锅蒸约8分钟，再撒上5朵菊花。

▲功用解析

鱼头含有丰富的蛋白质、维生素、矿物质和卵磷脂，可保持头发的健康生长。尤其是鱼头中含脂肪较少，富含两种不饱和脂肪酸，对清理和软化血管、降血脂以及健脑、延缓衰老都有好处。菊花能疏风清热，乌发悦色。

★串鸡三宝

▲适用人群

心脾气血亏虚者，见饮食较差、面色苍白或萎黄、形体消瘦、口燥咽干、双目干涩。

▲用法宜忌

本膳为补气养血之品，性较滋腻，脾胃运化功能不全、久泻不愈、素体痰湿较重、身体肥胖者不宜久服。虽然鸡肝、鸡心、鸡胗等内脏含有比较丰富的营养素，但同时也含有大量的脂肪和胆固醇。经常食用动物内脏很可能引起高脂血症，冠心病、高血压、高脂血症等慢性疾病患者慎用。

▲材料

鸡肝400克，鸡心200克，鸡胗300克，高汤、料酒、白糖、胡椒粉、盐、植物油适量。

▲做法

（1）鸡肝、鸡心洗净，用淡盐水焯烫，捞出过凉，沥水。

（2）鸡胗洗净，放入沸水中煮至八成熟，捞出，沥水。

（3）把鸡肝、鸡心、鸡胗间隔用竹扦子串成串，放入油锅中炸至上色，捞出，取出竹扦子。

（4）锅中倒入植物油烧热，将鸡肝、鸡心及鸡胗回锅，加入料酒、白糖、胡椒粉及高汤，以文火收汁即可。

▲功用解析

鸡胗是补铁的佳品，且韧脆适中、口感好，有帮助消化的作用，蛋白质也十分丰富。鸡肝能补充维生素B，它是人体生化代谢中许多酶和辅酶的组成部分，在细胞增殖及皮肤生长中发挥着间接作用，对完成机体对一些有毒成分的去毒有重要作用。肝中还具有一般肉类食品不含的维生素C和微量元素硒，能增强人体的免疫反应、抗氧化、防衰老，并能抑制肿瘤细胞的产生。鸡心具有滋补心脏、镇静神经之功效。

第四章　常见病调理药膳

感冒调理药膳

　　感冒是一种由病毒引起的呼吸道系统疾病。主要表现为头痛、鼻塞、咳嗽、发热、全身不适等症状。感冒分为普通感冒和流行性感冒。普通感冒是由包括多种病毒引起的一种呼吸道常见病。流行性感冒则是由流感病毒引起的急性呼吸道传染病。流感病毒在病人咳嗽、打喷嚏时经飞沫传染给别人。中医称感冒为"伤风"，认为是由外邪侵入引起的，药膳调理能起到较好的作用。

★香菜鱼片汤

▲适用人群

　　初染风寒感冒者。

▲用法宜忌

　　风热感冒者忌食。

▲材料

　　香菜100克，鱼肉250克，盐、酱油、植物油适量。

▲做法

　　（1）香菜洗净，切成段；鱼肉切成片，加盐稍腌片刻。

　　（2）锅内放少许植物油，下入鱼片稍煎，然后捞出。

　　（3）锅内加水煮沸，放入鱼片，煮沸后加盐、酱油调味，然后下入香菜段即可。

★绿豆流感汤

▲适用人群

　　初染流行性感冒者，尤其是有咽喉肿痛、热性咳嗽者。夏季食用可以祛暑解表化湿。

▲ 用法宜忌

绿豆药性属寒，脾胃虚寒滑泄者忌食。饮用此汤忌食生冷辛辣油腻的食物。每日2剂，不拘时，徐徐饮服。

▲ 材料

生绿豆50粒(捣碎)，冰糖15克，青茶适量。

▲ 做法

（1）将绿豆洗净。

（2）用木器将洗干净的绿豆放于容器内捣碎。

（3）将捣碎的绿豆带皮与青茶叶、冰糖合在一起，置于容器内用沸水冲泡，加盖闷20分钟即可。

▲ 功用解析

绿豆清热解表、清暑利水，为夏季祛暑之佳品。青茶叶疏风解表，舒缓头痛。

★ 橄榄萝卜茶

▲ 适用人群

初染流行性感冒初的小儿，见发热咳嗽、咳吐黄色黏稠痰。

▲ 用法宜忌

每日1剂，代茶饮。萝卜耗气，脾胃虚寒、脾胃气虚弱之人勿用。同时注意忌食生冷辛辣油腻的食物。

▲ 材料

鲜橄榄30克、生萝卜50克。

▲ 做法

（1）新鲜的萝卜用水清洗干净，勿去皮，切成薄点的片。

（2）鲜橄榄洗干净。

（3）将萝卜片与橄榄共同放入干净的砂锅内，加适量清水共煎，取汁饮用即可。

▲ **功用解析**

本品中橄榄平肝开胃、润肺滋阴、消痰理气、止咳，并具有清肺利咽、生津止咳之功效；萝卜健脾化滞、理气化痰。二药合用，清热解毒、祛风解表，尤其适用小儿稚阴稚阳易化热之体。

★ 预防感冒茶

▲ **适用人群**

有流行性感冒征兆者。

▲ **用法宜忌**

代水频饮。

▲ **材料**

板蓝根、大青叶各50克，野菊花、金银花各30克。

▲ **做法**

（1）锅洗净置火上，加适量清水煮沸。

（2）将板蓝根、大青

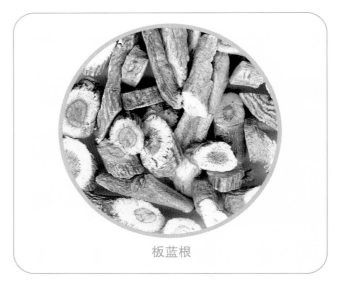

板蓝根

叶、野菊花、金银花一同放入大茶杯中，用刚烧沸的沸水冲泡，稍闷片刻后饮用。

▲ **功用解析**

本饮清热解毒，除用于防治流感外，对于流行性脑炎、流行性肝炎及流行性呼吸道感染（尤其是病毒性呼吸道感染），都有较好的防治作用。

★ 生姜红糖饮

▲ **适用人群**

外感风寒感冒初起者，见体质虚弱、发热头痛、身痛无汗、素体阳虚等。

▲**用法宜忌**

此饮性偏热，阳盛体质人群不宜饮用。饮时应忌食生冷油腻的食，趁热一次服下，盖被取微汗。营养不良之孩童、月经不畅者应长期食用。

▲**材料**

生姜片15克，红糖20克，葱白、胡椒粉、大蒜适量。

▲**做法**

（1）葱白洗净，切成3厘米长的段；大蒜切片。

（2）炒锅放火上，同时加入适量水，烧沸后放入生姜片、葱白段、红糖、大蒜、胡椒粉煮10分钟后起锅。

▲**功用解析**

本饮能温中下气、止呃逆、利肠胃，适于胃寒呃逆、呕吐等症，具有止呕吐、除风湿寒热、发汗解表、和中散寒之功效，对老人的慢性支气管炎、肺虚咳嗽、头痛鼻塞、腹痛泄泻等甚为适用。冬季饮用对虚寒体质的人有强身保健的作用。

★桑叶薄荷饮

▲**适用人群**

风热感冒者，见咳嗽、喉燥咽痛、咳痰不爽、口渴、头痛等，同时对肺胃燥热、口臭唇焦、小便短赤之孩童有较好的效果。

▲**用法宜忌**

加适量白糖，代茶频频饮服。外感风寒无汗者不宜服用。该茶不宜冷饮，同时应忌食生冷油腻

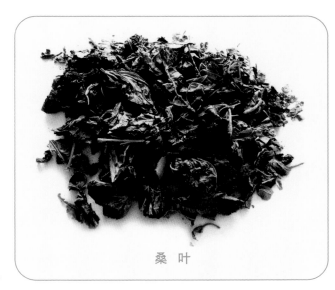

桑 叶

的食物。

▲ **材料**

桑叶、菊花各6克，薄荷3克，苦竹叶15克，芦根8克，白糖适量。

▲ **做法**

（1）将芦根洗净切成小段。

（2）锅内放水并将芦根段放入烧沸5分钟。

（3）将桑叶、菊花、薄荷、苦竹叶放入煮芦根的沸水中，再煮沸5分钟，将药液倒入茶杯内，加入适量白糖调味即可。

▲ **功用解析**

本饮疏风清热、解表退烧，对风热感冒有辛凉解表的作用，也可作为预防感冒的茶剂饮用，适用于外感风热等。夏季喝该茶，可清心怡神、疏风散热、增进食欲，既可解渴，又能解暑。

★桑菊薄竹饮

▲ **适用人群**

风热感冒初起者，见发热、微恶风寒、头痛、咽痒咽痛、咳嗽、肝火上炎之目赤肿痛。

▲ **用法宜忌**

代茶随时饮用。风寒感冒恶寒重、鼻流清涕者慎用。同时本方芳香散，发汗耗气体虚多汗者不宜使用。

▲ **材料**

桑叶、菊花各5克，薄荷3克，苦竹叶、白茅根各30克。

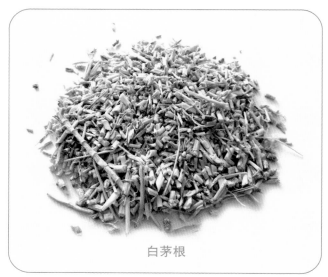

白茅根

▲做法

（1）桑叶、菊花、苦竹叶、白茅根、薄荷分别洗净，放入茶壶。

（2）将烧沸的水倒入茶壶内，闷泡10分钟即可饮用。

★银花薄荷饮

▲适用人群

外感风热感冒初起者，见咳嗽、咽喉干燥肿痛、咳痰不爽、咳吐黄痰、口渴、头痛等。

▲用法宜忌

加适量白糖，每小时饮3~4次，温热服。外感风寒无汗者不宜服用，脾胃虚寒者慎服，饮时应忌食生冷油腻的食物。

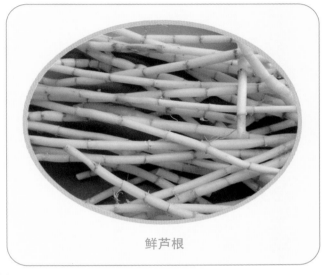

鲜芦根

▲材料

银花30克，薄荷10克，鲜芦根60克，白糖适量。

▲做法

（1）鲜芦根洗净，切成小段。

（2）将银花、鲜芦根加水500毫升，放锅内煮15分钟，再放入薄荷煮沸3分钟，加适量白糖搅拌至溶化即可。

▲功用解析

本饮疏风散热、通络，夏季饮用解表祛暑、清利头目。

★清热果蔬汁

▲适用人群

外感风热感冒初起者，见发热咳嗽痰多、咳痰不爽、口渴咽干。

▲用法宜忌

每日1剂。脾胃虚寒者慎用，饮时忌食生冷辛辣油腻的食物。夏季暑热之际饮用可以祛暑解表、预防风热感冒。

▲材料

梨1个，荸荠5个，白萝卜250克，冰糖15克。

▲做法

（1）梨连皮切碎；荸荠去皮，切碎；白萝卜去皮，切块。

（2）将梨、荸荠、白萝卜加冰糖炖水。

（3）吃梨、荸荠、白萝卜，饮汤。

★生姜粥

▲适用人群

脾胃虚寒者。

▲用法宜忌

趁热饮服。

▲材料

鲜生姜10克，大米50克，红枣20克，红糖适量。

▲做法

（1）鲜生姜洗净，切成薄片或细粒；大米、红枣洗净。

（2）鲜生姜、大米、红枣加水同煮为粥。

（3）粥将成时放入适量红糖，稍煮即可。

▲功用解析

大米、红枣、红糖同用，可健脾胃、益气扶正。姜辛温发散，能驱风寒。本粥有温肺暖胃、驱散风寒之功效，对平时脾胃虚寒易患风寒感冒者有很好的补益作用。

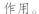

★防风粥

▲适用人群

风寒感冒者。

▲用法宜忌

趁热饮服。饮后盖上被子保暖，直至微微出汗。

▲材料

防风 10 克，葱白 20 克，大米 50 克。

▲做法

（1）防风、葱白洗净，加水煎取汁。

（2）大米煮成粥。

（3）待粥将成时兑入药汁，煮成稀粥即可。

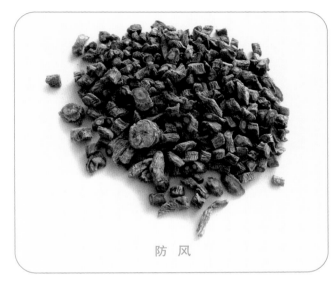

防风

▲功用解析

风寒感冒常见于寒冷季节，及时服用药粥，可起到驱邪而不伤正气的作用。

★糯米姜葱粥

▲适用人群

风寒感冒者。

▲用法宜忌

每日 1 次。趁热喝粥后盖被入睡，以微微出汗为佳。

▲材料

糯米 50 克、生姜 5 克、葱白 40 克、红糖 15 克。

▲ **做法**

（1）糯米洗净，用清水浸泡 1 小时；葱白洗净，切段；生姜洗净，切片。

（2）将泡好的糯米与姜片、适量清水一起入锅煮沸 1 分钟，加葱白煮成粥。

（3）粥成后再加红糖搅匀，稍煮即可。

▲ **功用解析**

生姜性温、味辛，具有散寒发汗、解表祛风的作用。葱白性温，具有调节体温、促进汗液分泌的作用，并可减少和预防伤风感冒的发生。

★ 神仙粥

▲ **适用人群**

风寒感冒者。

▲ **用法宜忌**

趁热饮服后盖上被子保暖，至微微出汗。

▲ **材料**

姜片 30 克，连须葱白 20 克，大米 50 克，醋适量。

▲ **做法**

（1）大米淘洗干净，与姜片一同放入不锈钢锅中煮沸。

（2）放进葱白，待粥黏稠时，加入醋，再次煮沸即可。

▲ **功用解析**

大米健胃和中，益气扶正；葱、姜辛温发散，能驱风寒；米醋有杀灭流感病毒的作用。本粥风寒感冒初期食用效果最好。

咳嗽调理药膳

咳嗽是由于呼吸道内有分泌物或异物，人体为了保护自己而做出的动作，以便清除异物。作为呼吸系统疾病的主要症状，一般性咳嗽有一定保护作用，但长期剧烈咳嗽却可能导致某些呼吸道严重疾病。西药、中药皆可治疗咳嗽，食疗效果也很好。从中医角度来讲，咳嗽是因外感六淫、脏腑内伤影响于肺所致，也常见于上呼吸道感染、肺炎、支气管炎、支气管扩张、肺结核等疾病。根据致病因素的不同，中医将咳嗽分为风寒咳嗽、风热咳嗽、气虚咳嗽、阴虚咳嗽、痰湿咳嗽等。咳嗽患者在采取对症治疗的同时，若能选择相应的药膳作为辅助治疗，将会大大提高原发病的治疗效果。

★白萝卜雪梨汤

▲适用人群

寒型咳嗽，咳嗽咳吐白色痰、舌淡苔白者。

▲用法宜忌

每日1剂，不可多量。热性咳嗽咳吐黄色黏稠样痰、舌红苔黄腻者慎用，用之则会伤阴耗气。

▲材料

白萝卜、雪梨各1个，白胡椒7粒，蜂蜜15克。

▲做法

（1）白萝卜洗净，切成小片；梨洗净去核，切块。

（2）将白萝卜片、梨块、白胡椒、蜂蜜一同放入碗内入锅内隔水蒸15分钟至熟。

（3）吃萝卜、梨，饮汤即可。

▲功用解析

白萝卜化痰行气止咳，有宽中下气和解毒的功效。《本草纲目》中记载梨能"润肺凉心、消痰降火、解疮毒酒毒"。梨除有止咳化痰的作用外，还有降低血压、清热镇静的作用。胡椒有温中下气、消痰解毒的功效。蜂蜜能润肺止咳、润肠通便。诸药合用，可散寒止咳化痰，适用于寒型咳嗽者食用。

★南瓜松子浓汤

▲适用人群

患有老年性慢性支气管炎、久咳不愈和肠燥便秘者。

▲用法宜忌

脾胃虚寒易腹泻者应少食。同时注意土豆发芽后必须削去芽附近的表层，再用水浸泡后方可食用。

▲材料

南瓜、土豆各100克，松子30克，橄榄油、盐、白糖、水淀粉、鲜奶油适量。

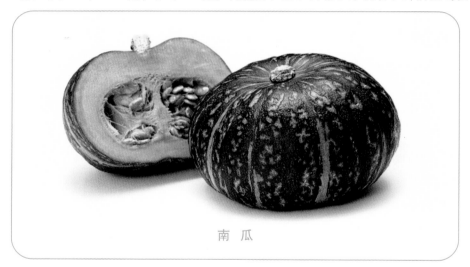

南 瓜

▲做法

（1）南瓜、土豆洗净去皮，切片。

（2）将松子文火炒香。

（3）炒锅中倒入橄榄油，放入切好的南瓜、土豆及松子炒至香软，起锅。冷却后倒入果汁机中，加入400毫升水打成南瓜汁。

（4）将打好的南瓜汁倒入锅中煮沸，加盐、白糖调味，再加入水淀粉勾薄芡，盛盘，淋入鲜奶油即可。

▲功用解析

　　南瓜补中益气、润肺软便；松子滋阴、益肺、润肠；土豆益气健脾、调中和胃。诸品共同熬制成汤，有补中益气、润肺清肠的功效。

★葱白鸭梨汤

▲适用人群

　　咳嗽痰稠或无痰、咽喉发痒干疼者，见风热型咳嗽、咳嗽频剧、喉燥咽痛、咳痰不爽等。

▲用法宜忌

　　吃梨，饮汤，每日2次。不宜与蜂蜜同服。慢性肠炎、胃寒病、糖尿病患者忌食，同时忌食生冷辛辣油腻的食物。

▲材料

　　葱白(连须)7根，鸭梨1个，冰糖9克。

▲做法

　　(1) 鸭梨洗净，切薄片；葱白洗净，切段。

　　(2) 锅内放入清水煮沸，后放入冰糖煮5分钟。

　　(3) 将鸭梨片、葱白段放入冰糖水煮20分钟，至水黏稠。

　　(4) 滤去残渣服用，如夏天饮用冰镇更佳。

▲功用解析

　　梨生津润肺，葱白疏风解表、祛痰利尿。诸品合用具有生津、润燥、清热疏风、化痰、解酒的作用，也用于热病伤阴或阴虚所致的干咳、口渴、便秘等，以及内热所致的烦渴、咳喘、痰黄等。

★苏子茯苓薏米粥

▲适用人群

　　痰湿咳嗽者。

▲ **用法宜忌**

每晚 1 次。

▲ **材料**

苏子 6 克，薏米 30 克，茯苓粉 12 克。

▲ **做法**

（1）苏子用纱布包裹与薏米、茯苓粉加约 1000 毫升水煮粥。

（2）食用时去除苏子即可。

▲ **功用解析**

服用苏子茯苓薏米粥，可以减少多痰的困扰，改善症状，促使病情缓解。此道药膳祛肺痰，同时还有补肺健脾的作用。

★ 鲜地粥

▲ **适用人群**

肺结核午后低热、咳嗽等症患者。

▲ **用法宜忌**

一日内分顿食用，连续食用。

▲ **材料**

鲜生地 50 克（或干生地 10 克），大米 100 克。

▲ **做法**

将生地洗净，加水适量煎煮 1 小时，捞去药渣，再加淘净的大米，煮烂成粥即可。

▲ **功用解析**

此粥营养丰富，易于吸收，有滋阴润肺和美容的效果，尤其适合儿童和老年人。

★补肺阿胶粥

▲适用人群

阴虚咳嗽者，见咳嗽少痰、口干咽燥、盗汗或咯血等。

▲用法宜忌

每日 1 剂。

▲材料

糯米 20 克，杏仁、阿胶、马兜铃各 10 克，冰糖适量。

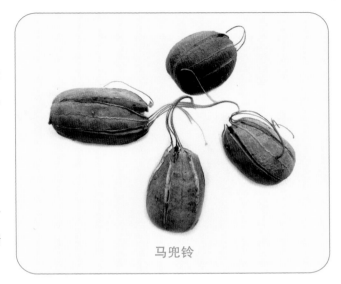

马兜铃

▲做法

（1）杏仁、马兜铃加 500 毫升水煎 20 分钟，去渣取汁。

（2）在药汁中加入糯米煮成粥。

（3）将阿胶烊化为汁，兑入粥中，加冰糖服用。

▲功用解析

马兜铃清肺降气、止咳平喘，用于肺热咳喘、痰中带血者的治疗。杏仁味甘性平，可滋阴润燥、止咳平喘、润肠通便，用于虚劳咳嗽、气喘的辅助食疗。阿胶能滋阴润肺、补血止血，对于阴虚咳嗽有良效。此 3 味药材与糯米同煮粥，对阴虚咳嗽有很好的治疗效果。

★川贝雪梨银耳羹

▲适用人群

一般人群均可食用。尤其适用于慢性气管炎、支气管扩张、咳喘。咳嗽痰稠或无痰、咽喉发痒干疼者，慢性支气管炎、肺结核患者。饮酒后或宿醉未醒者也很适合。

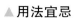

▲ **用法宜忌**

饮服，每日2次。最好是早饭前和晚上临睡前服用。慢性肠炎、脾胃虚寒、糖尿病患者忌食。

▲ **材料**

雪梨1个，银耳2克(干)，川贝6克，冰糖适量。

▲ **做法**

（1）银耳用沸水发15分钟，洗净，辦成小块。

（2）雪梨洗净，切片；川贝洗净。

（3）锅内放清水烧沸，加雪梨、银耳、川贝和冰糖炖20分钟至汤汁黏稠。

（4）滤去渣服用，如夏天饮用冰镇更佳。

★ 羊髓羹

▲ **适用人群**

肺结核低热、咳嗽等症患者。

▲ **用法宜忌**

一顿或分顿食用。高脂血症、高血压患者及肥胖者不宜食用。

▲ **材料**

羊脊髓50克，生地10克，熟羊脂油15克，盐、生姜丝各少许，料酒25毫升，蜂蜜50毫升。

▲ **做法**

（1）将羊脊髓、生地加水适量，熬煮至熟透。

（2）捞去药渣，加熟羊脂油、盐、生姜丝、料酒、蜂蜜，再加热至沸即可。

▲ **功用解析**

羊脊髓润肺补髓，生地滋阴润肺。本羹有润肺止咳的功效。

★姜蜜膏

▲适用人群

肺寒、肺燥型久咳不愈者。

▲用法宜忌

每次30毫升，以沸水冲化饮用，每日2次。

▲材料

生姜汁、蜂蜜各200毫升。

▲做法

生姜汁、蜂蜜同置锅中煎煮，至稠黏如膏时停火，冷却后装瓶备用。

★糖橘饼

▲适用人群

食后腹胀、咳嗽多痰等症患者。

▲用法宜忌

可经常随时食用。

▲材料

橘子500克，白糖250克。

▲做法

（1）将橘子去皮、核放在锅中，加白糖腌渍一日。

（2）待橘肉浸透糖后，放入锅中，用文火煨熬至汁液耗干，停火待凉。

（3）每瓣橘肉用勺压扁成饼，再拌入适量白糖，放盘中风干数日，装瓶备用。

▲功用解析

橘子性平，味甘酸，有生津止咳、润肺化痰的作用，适用于肺热咳嗽之症。

★杏苏糕

▲适用人群

咳嗽初起、鼻流清涕、喷嚏连连、咽喉作痒者。

▲用法宜忌

每日1次。感冒咳嗽需控制饮食，以稀粥清淡饮食为主，忌食肥甘厚味及荤腥。

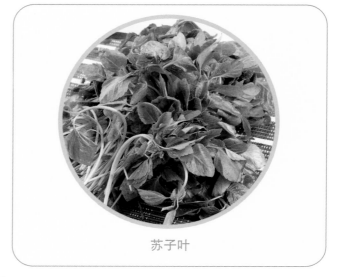

苏子叶

▲材料

面粉250克，杏仁12克，新鲜苏子叶2片，红糖、发酵粉适量。

▲做法

（1）将面粉加水、发酵粉揉制成面团，静置发酵后，分成2块。

（2）杏仁用水泡去皮，研压成粉，与适量红糖拌匀，撒于面团上。

（3）将新鲜苏子叶洗净，覆盖面团，把面团置锅上蒸，待熟后取食即可。

▲功用解析

杏仁味甘性平，可滋阴润燥、止咳平喘、润肠通便，用于虚劳咳嗽、气喘的辅助食疗。苏子叶可理气散寒，用于治疗风寒感冒之恶寒发热、咳嗽，与杏仁配伍，对治疗风寒感冒引起的咳嗽有良效。

★金银花冲鸡蛋

▲适用人群

风热咳嗽初起者，见咳嗽、痰黄或少痰、咽喉肿痛、口干苔黄，甚则低热。

▲用法宜忌

每次30毫升，以沸水冲化饮用，每日2次。

▲ **材料**

鲜鸡蛋 *1* 个，金银花 *12* 克。

▲ **做法**

（*1*）鲜鸡蛋打入碗内，搅匀。

（*2*）金银花加适量水，煮沸 *2* 分钟，取其汁冲蛋，搅匀即可。

▲ **功用解析**

金银花甘寒，有清热解毒之功效。本膳适合春季风热感冒者食用。

★ 蜜饯百合

▲ **适用人群**

肺痨久咳、有脓痰、低热、烦闷等症患者。

▲ **用法宜忌**

经常食用。

▲ **材料**

干百合 *100* 克，蜂蜜 *150* 毫升。

▲ **做法**

（*1*）将干百合、蜂蜜放在大碗内，入蒸锅蒸 *1* 小时，趁热调匀。

（*2*）待冷却后装瓶罐中，食用时冲服。

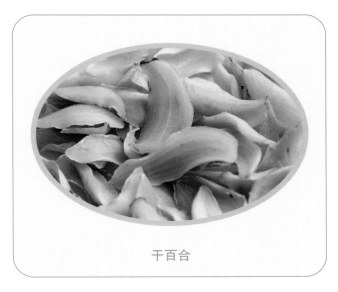

干百合

▲ **功用解析**

本膳润肺止咳，可治疗咳嗽痰多，也适用于慢性支气管炎以及秋天肺燥或热邪伤及肺胃之阴所致咳嗽。

★杧果鸡柳

▲适用人群

风寒咳嗽者。

▲材料

杧果500克，鸡里脊200克，青椒、红椒各150克，植物油、盐、料酒、淀粉适量。

▲做法

（1）杧果去皮切条；青、红椒切成条。

（2）鸡肉切成条，用盐、料酒、淀粉抓匀腌30分钟。

（3）锅里放少许植物油，放入鸡肉滑炒盛起。

（4）锅里放少许植物油，下青、红椒煸炒，再倒入鸡肉翻炒，最后放入杧果条翻炒后，加盐调味即可。

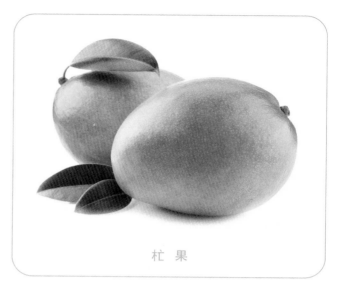

杧 果

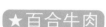 百合牛肉

▲适用人群

肺热咳嗽者。

▲材料

牛肉350克，百合50克，清汤500毫升，白糖、酱油、料酒、植物油、盐、水淀粉、葱末、姜末、蒜末适量。

▲做法

（1）牛肉洗净，切成2厘米见方的块。

（2）百合用水泡开。

（3）锅内放少许植物油，烧至七成热时，下葱、姜、蒜末爆香，再放入牛肉煸香后，淋入料酒，加适量白糖、酱油、盐，稍煸后，加入清汤、百合，用文火炖2小时。

（3）用武火收汁再用水淀粉勾薄芡即可。

咽炎调理药膳

咽炎是咽部黏膜、黏膜下组织的炎症，以咽部不适、发干、有异物感或轻度疼痛干咳、恶心等为症状，主要分为急性咽炎、慢性咽炎两大类。慢性咽炎一般因急性咽炎反复发作，或者鼻炎、鼻窦炎的脓液刺激咽部而引起，甚至影响正常呼吸。吸烟、饮酒、食辛辣食物等生活、饮食习惯都可能导致咽炎，尤其是吸烟。

★罗汉雪梨汤

▲适用人群

一般人均可食用，尤其适用于急慢性咽炎有阴虚内热之症的咽痛、咽干、音哑、咽喉部异物感、咳痰不爽等患者，也适用于肺结核、高血压、心脏病、肝炎、肝硬化等患者。

▲用法宜忌

代茶频服，每日1剂。慢性肠炎、脾胃虚寒和糖尿病患者忌食。同时忌食生冷辛辣油腻的食物。

▲材料

罗汉果1个，雪梨1个，冰糖适量，淀粉少许。

▲做法

（1）雪梨去皮、核，切块。

（2）罗汉果洗净，与切好的雪梨共放锅中，加水，冰糖，武火烧沸后，转文火水煎半小时。

（3）淀粉放在碗中加适量水调成水淀粉，将水

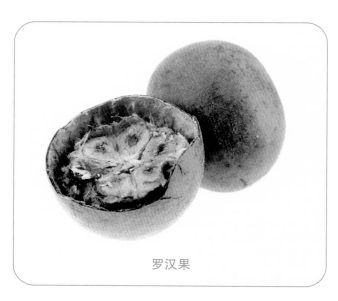

罗汉果

淀粉缓缓倒入汤内边倒边用大勺搅拌，煮至黏稠即可。

▲**功用解析**

罗汉清热润肺、止咳、利咽，用于肺火燥咳、咽痛失音的辅助治疗。

★清咽茶方

▲**适用人群**

咽喉炎、喉痛音哑和咳嗽患者，也适用于便秘人群。

▲**用法宜忌**

柿饼勿洗，上面的一层白色结晶，俗称柿霜，有良好的凉血、清热、利咽作用。

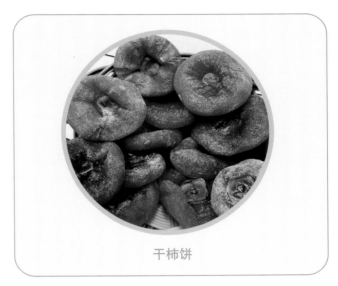

干柿饼

▲**材料**

干柿饼 10~15 克，罗汉果 10 克，胖大海 1颗。

▲**做法**

（1）将柿饼放入瓷杯内，盖严，隔水蒸15分钟后切片。

（2）罗汉果洗净捣碎，与胖大海、柿饼同放入陶瓷杯中，冲入适量沸水，盖严。

（3）浸泡5分钟后含服。

★草菇鱼头汤

▲**适用人群**

一般人群均可食用，尤其适用于慢性咽炎患者。

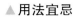

▲**用法宜忌**

1日1次，每日早或晚佐餐服用，连服数日。

▲**材料**

鱼头1个（约500克），草菇100克，丝瓜150克，植物油、盐、料酒、姜片、淀粉适量。

▲**做法**

（1）鱼头斩成大块，洗净沥水，放入适量盐、料酒、淀粉拌匀，略腌片刻。

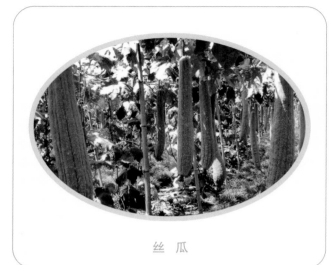

丝 瓜

（2）草菇洗净，一剖两半；丝瓜去皮，洗净切滚刀块。

（3）锅置火上，放油加热，将姜片爆香，放入鱼头煎炒，加入适量清水，烧开后加入草菇及丝瓜，炖熟时加盐调味即可。

★炖雪梨豆根

▲**适用人群**

适用于慢性咽炎患者，主要表现为咽喉部干燥、发痒、灼热、微痛，严重者可导致咽喉部充血、肿大、声音嘶哑或咳痰不止等症状。

▲**用法宜忌**

每日送服3次。

▲**材料**

雪梨1个，山豆根粉7克，白糖适量。

▲**做法**

（1）雪梨洗净去皮，切成片，放入锅中。

（2）加100毫升水，煎至50克时，加入适量白糖搅匀调味。

（3）在雪梨水中调入山豆根粉即可。

▲**功用解析**

雪梨性味甘、微酸凉，入肺、胃经，生津润燥、清热化痰。山豆根性味苦寒，入肺、胃经，清热解毒、利咽喉。

★双根大海饮

▲**适用人群**

慢性咽炎者。

▲**用法宜忌**

当茶水频饮。脾胃虚寒大便稀溏者不宜服。

▲**材料**

板蓝根、各15克，甘草10克，胖大海5克。

▲**做法**

（1）将板蓝根、山豆根、甘草、胖大海共置保温瓶中，用沸水冲泡，闷盖20分钟后当茶水频饮。

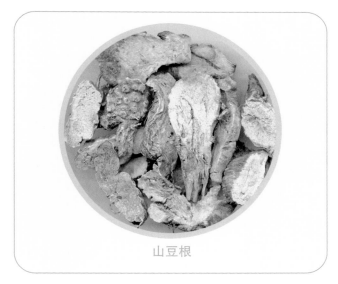

山豆根

（2）也可加水煎煮后，取汤汁，置保温瓶中慢慢饮用。

▲**功用解析**

胖大海性寒，有清肺化痰、利咽开音、润肠通便的作用，适用于干咳无痰、咽痛音哑、热结便秘、头痛、目赤（红眼病）、慢性咽炎等。

★清咽饮

▲**适用人群**

急慢性咽炎、喉炎患者。

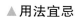

▲用法宜忌

每次15克，代茶频饮。

▲材料

乌梅肉、生甘草、沙参、麦冬、桔梗、玄参各30克。

▲做法

将乌梅肉、甘草、沙参、麦冬、桔梗、玄参捣碎混匀，放入保温杯中，用沸水冲泡，盖严，温浸1小时即可。

▲功用解析

乌梅性温，味酸，生津止渴、润咽喉。沙参、麦冬养阴润咽。桔梗、玄参有清咽化痰的功效。

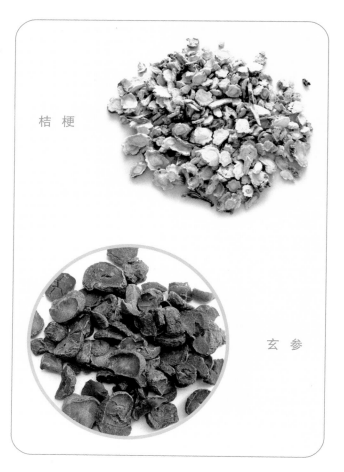

桔梗

玄参

★咸鸭蛋蚝豉粥

▲适用人群

虚火上升、牙痛咽痛、神经衰弱、失眠、小儿颈淋巴结结核等疾病患者。

▲用法宜忌

辅佐料，常服，每日1~2次。

▲材料

咸鸭蛋2个，蚝豉80克，大米适量。

▲做法

（1）将咸鸭蛋去壳。

（2）在砂锅中盛入适量清水，将去壳后的咸鸭蛋与蚝豉、大米放入锅中。

（3）先用武火煮沸10分钟，然后用文火煮制成粥即可。

▲ **功用解析**

鸭蛋性味甘、凉，能滋阴清肺，治膈热、齿痛。蚝豉，即牡蛎肉的干制品，性味甘咸、平，能滋阴养血，为极佳的营养品。《食经》说牡蛎能"治夜不眠，意志不定"。《医林纂要》认为它能"清肺补心，滋阴养血"。

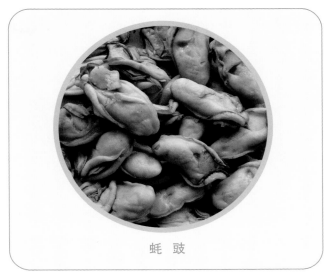
蚝 豉

★凤梨烩排骨

▲ **适用人群**

慢性咽炎患者。

▲ **材料**

猪小排500克，菠萝200克，酱油、盐、番茄酱、植物油、料酒、葱末、姜末适量。

▲ **做法**

（1）将排骨剁成小块，用酱油、盐腌一会儿；菠萝切成小块，用盐水浸泡。

（2）锅内放油烧热，下排骨块煎至变色，捞出。

（3）锅中加少许油，下葱末、姜末爆香，放入酱油、料酒、番茄酱煸炒，倒入排骨翻炒，再加水用文火煮到肉烂，出锅时倒入菠萝块，用武火收汁即可。

★文思豆腐

▲适用人群

阴虚燥热引起的咽炎患者。

▲材料

豆腐400克，鸡肉、冬笋、香菇、火腿各50克，鸡汤、植物油、盐、味精适量。

▲做法

（1）将豆腐切条，入沸水锅中略焯。

（2）鸡肉、冬笋、香菇、火腿均切成细丝。

（3）锅内放鸡汤，烧开后下入鸡肉、冬笋、香菇、火腿，再烧开后加盐、味精，盛入汤碗。

（4）锅内倒入剩余的鸡汤，烧开后投入豆腐条，待豆腐浮上汤面，盛入碗内即可。

★花菇烩山药

▲适用人群

慢性咽炎患者。

▲用法宜忌

感冒期间忌食。

▲材料

花菇、山药各300克，植物油、盐、白糖、水淀粉、葱末、姜末、香油适量。

▲做法

（1）花菇泡软、去蒂，泡花菇的水留用。

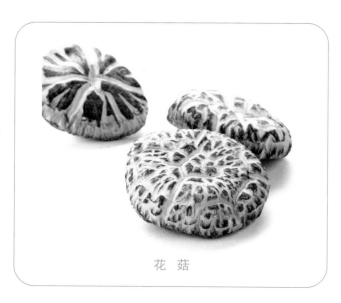

花 菇

（2）山药去皮，切成厚片。

（3）锅内放油，爆香葱末、姜末，放入花菇略炒，加入盐、白糖、适量花菇水。

（4）加山药片同烧煮，至山药熟软时，淋入水淀粉勾芡即可。

★蛋白豆沙

▲适用人群

适用于咽痛、目赤、咳嗽、痈肿热痛等患者。

▲用法宜忌

当点心食。过量食用会产生滑腻感，易致胃满、腹胀，引起消化不良、食欲减退、血糖升高。

▲材料

鸡蛋10个（取蛋清），豆沙75克，面粉、糖粉各25克，干菱粉30克，植物油1000克（实耗50克）。

▲做法

（1）将豆沙搓成20个小圆子，粘上精面粉。

（2）蛋清打至泡沫状，加入菱粉、面粉调匀。

（3）锅内放油烧热，将搓好的豆沙圆子裹上蛋白即投入油锅内，用文火炸，并用勺子不停地翻动，至蛋白球呈金黄色时，用漏勺捞出，放入盘中，撒上糖粉即可。

★玄参萝卜清咽露

▲适用人群

肺热伤阴型慢性咽炎患者。

▲用法宜忌

蒸热食，每日2次，每次饮清咽露水50毫升，吃萝卜4片。

▲ **材料**

白萝卜 300克，玄参、牛蒡子各15克，蜂蜜80克，黄酒20毫升。

▲ **做法**

（1）萝卜洗净，切成薄片；玄参、牛蒡子快速洗净，用黄酒浸润。

（2）萝卜片分两层放入搪瓷盆内，再放1层玄参、牛蒡子，淋上蜂蜜。如此重复放置。

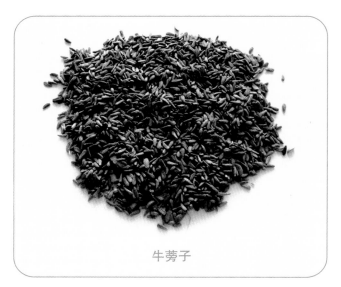

牛蒡子

（3）蜂蜜加20毫升冷水倒入瓷盆中，武火隔水蒸2小时即可。

胃病调理药膳

胃病以上腹胃脘部疼痛为主要症状，常伴有胃脘部痞闷、恶心呕吐、食欲不振、返酸等，多因外邪犯胃、饮食伤胃、情志不畅、脾胃虚弱等导致胃气郁滞、湿邪中阻、瘀血停滞、胃阴亏耗而发病。胃脘痛常见于消化性溃疡、急慢性胃炎、胃神经官能症、胃下垂、胃痉挛等疾病。

★牛肚补胃汤

▲适用人群

胃下垂、脘腹闷胀、食欲不振等患者，也适用于虚弱少气、脾虚、大病后极度羸瘦等人群。

▲用法宜忌

每次饮汤1小碗，每日2次。有火热之症者禁食。同时忌食生冷辛辣油腻的食物。

▲材料

牛肚1000克，鲜荷叶2张，生姜10克，胡椒粉2克，黄酒10克，盐10克，茴香、桂皮、醋适量。

▲做法

（1）将牛肚先用清水清洗一次，后用盐与醋半碗，反复搓洗，再用凉水反复洗净。

（2）取干净的砂锅一个，将鲜荷叶垫于砂锅底，放入牛肚，加水浸没。

（3）用武火烧沸后用文火炖半小时，取出后切小块，再放入砂锅。

（3）向砂锅内加入黄酒、桂皮、茴香适量，文火煨2小时，加入盐、姜、胡椒粉适量，继续煨2~3小时，直至牛肚烂即可。

★佛手排骨汤

▲适用人群

慢性胃炎、胃神经痛患者。

▲用法宜忌

佐餐随量服食。

▲材料

猪肋排、佛手瓜各300克，杏仁20克，姜片、葱段、料酒、盐适量。

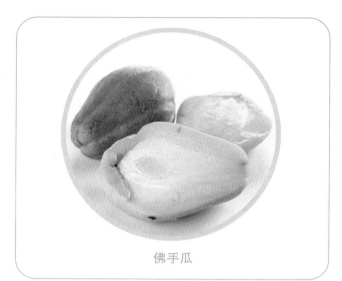

佛手瓜

▲做法

（1）猪肋排洗净，顺骨缝切成单根，斩成3厘米长的段，入沸水中焯片刻，用温水冲去血沫；佛手瓜洗净，切成块；杏仁用温水泡软。

（2）锅内倒入适量清水，放入焯好的猪肋排段、杏仁、姜片、葱段、料酒，武火烧沸后转文火煲1小时，放入佛手瓜块，武火烧沸后转文火煲半小时，加入适量盐调好味即可。

▲功用解析

本药膳中佛手瓜性凉味甘，归脾、胃、肺经，有健脾开胃、祛风解热的功效，与排骨一起煲汤，不仅营养丰富，还有助于治疗脾胃湿热引起的疾病。

★鳝鱼薏米汤

▲适用人群

体虚、胃下垂、脱肛等患者，也适用于虚弱少气、脾虚、大病后极度羸瘦等患者。

▲用法宜忌

每天1次，5～7天为1疗程。凡病属虚热者不宜食。津液不足者慎用。

▲材料

黄鳝1条，薏米60克，姜片、葱末、盐、味精、料酒适量。

▲做法

（1）将新鲜的鳝鱼宰杀，去内脏，切成碎片。

（2）取干净的砂锅一个，将准备好的新鲜鳝鱼片与薏米放入砂锅内共同煎煮20分钟左右。

（3）待鳝鱼片和薏米煮至软烂时，加入料酒、姜片、葱末、盐、味精适量调味，出锅即可食用。

★猪肉海参汤

▲适用人群

胃痛泛酸、糖尿病、再生障碍性贫血等患者，也可辅治胃下垂、脱肛等症。

▲用法宜忌

每天1次，3~5天为1个疗程。泻痢滑遗者忌之，宜配涩味药而用。脾胃不运、痰多便滑者不可食用。同时忌食生冷辛辣油腻的食物。

▲材料

猪瘦肉250克，海参30克，盐、料酒、味精、姜片适量。

▲做法

（1）猪瘦肉用清水清洗干净，切成细丝。

（2）海参除去泥沙，清洗干净，切成细丝，并与猪肉丝共同放入一干净的砂锅内，加水适量，放于火上煎煮。

（3）最后向锅内放入料酒、姜片、盐、味精调味即可。

▲功用解析

猪肉润燥、养阴、补虚。《本草从新》记载海参"补肾益精，壮阳疗痿"，能养血润燥、止血消炎、和胃止渴。诸药合用具有滋阴润肠通便的功效。

★参芪清蒸羊肉

▲适用人群

脾胃虚弱、食少、久泻、胃下垂等疾病的患者。

▲用法宜忌

佐餐服食。

▲材料

熟羊肋条肉500克，水发香菇1朵，水发玉兰片3片，党参、黄芪各15克，葱段、姜片、花椒、盐、鸡精、胡椒粉、清汤、鸡汤适量。

▲做法

（1）党参、黄芪放入砂锅中，用清水煮2次，将药液煮至30毫升，去渣，取药液。

（2）羊肉洗净，切成片。

（3）水发香菇、水发玉兰片分别洗净。

（2）取一个大碗，依次将玉兰片、香菇、羊肉整齐地码在上面。

（3）加入葱段、姜片、花椒、盐、鸡精、胡椒粉、鸡汤、参芪药液，用盘扣住，武火上笼蒸半小时取出。

（4）揭去盘子，余汁倒入锅内，加入清汤，撇去浮沫，浇在羊肉上。

▲功用解析

本膳温中益气、健脾利湿，不仅能用于胃病的辅助治疗，还适用于气血不足、身倦乏力、久泻、子宫脱垂、小便频数等的辅助治疗。

★香姜牛奶

▲适用人群

寒性胃痛、反胃呃逆、呕吐者；疳积瘦弱、食入即吐的病儿也可食用。

▲用法宜忌

宜作为调味品食用，可以芳香开胃，增进食欲。

材料

丁香2粒，姜汁1茶
匙，牛奶250毫升，白糖
少许。

做法

（1）丁香、姜汁、牛
奶放在不锈钢锅内煮沸，
除去丁香。

（2）加少许白糖，搅
匀即可食用。

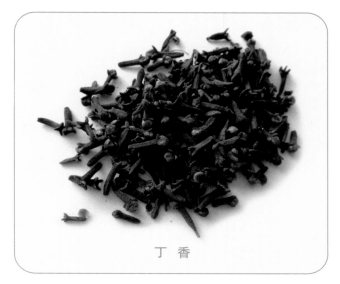

丁香

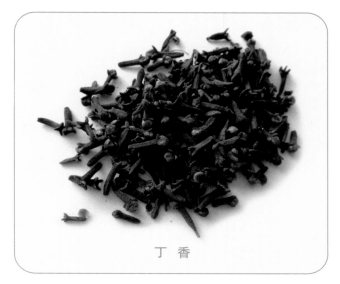

★姜橘椒鱼

适用人群

胃寒疼痛、虚弱无力、食欲不振、消化不良、胃寒气冷型腹痛、蛔虫性腹痛
等患者。

用法宜忌

空腹喝汤吃鱼。食用时，去除鱼腹中的药袋，加少许盐，可单食。

材料

鲫鱼1条（约250克），生姜30克，橘皮10克，胡椒3克。

做法

鲫鱼去鳞、鳃、内脏，洗净；生姜洗净，切片；橘皮、胡椒包扎在纱布内填
入鲫鱼腹中，加适量水，文火煨熟即可。

功用解析

本膳理气开胃、温胃散寒，可助消化。

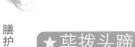

★荜拨头蹄

▲适用人群

久病体弱、脾胃虚寒经常腹痛的患者。

▲用法宜忌

分顿连续食用。

▲材料

羊头1个，羊蹄4只，荜拨、干姜各30克，胡椒10克，葱白50克，豆豉、盐适量。

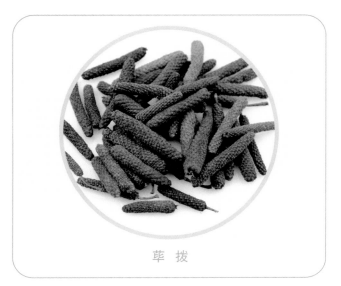

荜 拨

▲做法

（1）羊头、羊蹄洗净，去毛。

（2）羊头、羊蹄放入锅中，加适量水，炖至五成熟。

（3）加入荜拨、干姜、胡椒、葱白、豆豉、盐，再以文火继续煨炖至熟烂即可。

▲功用解析

荜拨性热、味辛，温中散寒、下气止痛、醒脾开胃，属芳香性调味品，适宜脾胃宿冷、不思饮食、心腹冷痛、呕吐泛酸、肠鸣泄泻患者作为调料食用，有温脾胃、补虚劳的功效。

★良姜炖鸡块

▲适用人群

虚寒型胃、十二指肠溃疡和胃脘胀痛患者，对体虚瘦弱、腹部经常冷气串痛的病人，有辅助治疗作用。

▲用法宜忌

有胃部返酸的人，不宜多吃促进胃酸分泌的浓缩肉汁、香料、浓茶、咖啡、酒（除有治疗作用者外）及过甜、过酸、过辣、过硬的食物，也不宜多吃含纤维素过多的、不易消化及易产气的食物，如整粒大豆、芹菜、韭菜、泡菜、老菜帮等。

▲材料

公鸡1只，良姜、苹果各6克，陈皮、胡椒各3克，葱、酱油、盐、醋少许。

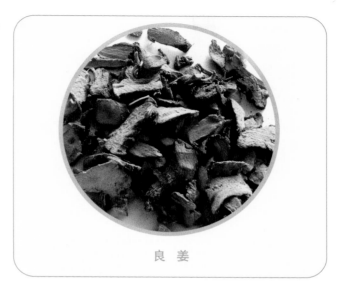

良姜

▲做法

（1）公鸡去毛及内脏，洗净，切块。

（2）将鸡块放在锅中，加入良姜、苹果、陈皮、胡椒及葱、酱油、盐、醋。

（3）加水以文火煨炖至熟烂即可。

★丁香姜糖

▲适用人群

胃寒型呃逆、呕吐、胃痛等症患者。

▲用法宜忌

每日饭后食用数块。

▲材料

红糖250克，生姜30克，丁香粉5克，植物油少许。

▲做法

（1）红糖放在锅中，加少许水，以文火煎熬至较稠厚时，加入生姜碎末、丁香粉调匀，再继续煎熬至用铲挑起即成丝状而不黏手时，停火。

（2）将糖倒在表面涂过植物油的大搪瓷盘中，待稍冷，将糖分割成条，再分割为约50块即可。

▲ **功用解析**

此姜糖有温胃、降逆、止呕、驱胃寒、助阳气的功效。

★黄芪补胃枣

▲ **适用人群**

气虚倦怠无力、自汗等患者。

▲ **用法宜忌**

每天午、晚饭后吃黑枣5颗，喝汤半匙，3个月为1个疗程。凡阴虚火旺体质或身体强壮者不宜服。同时忌食生冷辛辣油腻的食物。

▲ **材料**

蜜炙黄芪60克，橘皮10克，黑枣1000克，植物油、白糖、黄酒适量。

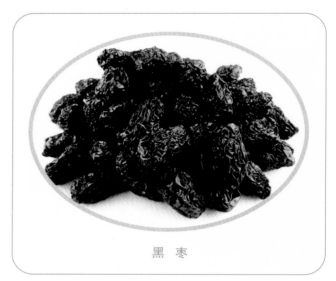

黑 枣

▲ **做法**

（1）将黑枣洗净，再将橘皮、黄芪表面淋上少量水，使其变得松软。

（2）将洗净的黑枣与橘皮、黄芪同入大瓷盆中，加入白糖、植物油、黄酒拌匀。

（3）取干净的蒸锅一个，将瓷盆上笼，用武火蒸3小时即可。

▲ **功用解析**

常食可增强胃的生理功能，有助于胃下垂患者恢复健康。

★什锦山药

▲适用人群

消化不良、贫血者，常人食用能健脾养胃。

▲用法宜忌

每日服2次，早晚佐餐，或做点心食用。

▲材料

山药1500克，葡萄干、莲子、蜜枣、青梅、年糕各30克，菠萝100克，海带丝、胡萝卜丝、瓜子仁各15克，白糖80克，植物油、水淀粉适量。

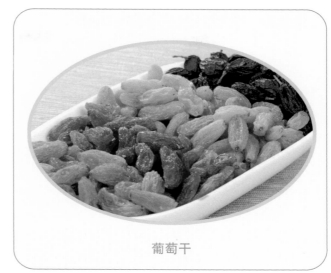

葡萄干

▲做法

（1）莲子用清水发透；青梅切成丁。

（2）取一只碗，碗壁抹上一层植物油，内放瓜子仁、葡萄干、海带丝、胡萝卜丝、莲子、蜜枣、青梅。

（3）山药洗净，蒸熟后去皮，压成泥，加入白糖拌匀，取一半放入盛有什锦干果的碗中，把年糕放在山药泥上，再将另一半山药泥放在年糕上。

（4）将碗放入蒸锅蒸40分钟，取出，翻扣于盘中。

（5）另起锅，放入开水150毫升，烧热后加入蜂蜜、白糖，用文火熬化，待水变稠时，用少许水淀粉勾芡，将芡汁浇在山药泥上。

（6）将菠萝洗净，用盐水浸泡后切成三角块，围在山药泥和果料上即可。

▲功用解析

本膳不仅用料丰富，而且多是健脾养胃之品，对脾胃失养、消化不良有很好的辅助治疗效果。

★黄酒炒田螺

▲适用人群

瘀血阻滞、寒湿之邪侵体、黄疸病、胃下垂等患者。

▲用法宜忌

田螺性寒，脾胃虚弱滑泄者不宜食。同时忌食生冷辛辣油腻的食物。

▲材料

田螺600克，植物油15克，黄酒40克，盐、酱油、胡椒粉、葱、姜适量。

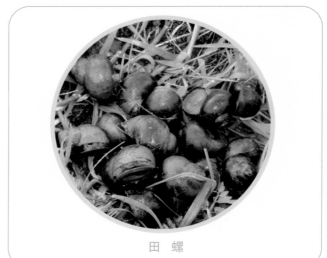

田　螺

▲做法

（1）先将田螺清洗干净。

（2）将洗净的田螺用剪刀剪去尖部，再用清水冲洗一遍，沥水；葱洗净切段；姜洗净切片。

（3）取干净的炒锅，向锅中倒入植物油烧热，下田螺翻炒至盖子脱落，加入葱段、姜片、黄酒、盐、酱油适量同炒几下，再加适量水焖10分钟左右。

（4）出锅前加适量胡椒粉翻匀入味即可。

▲功用解析

田螺清热解毒、利水、退黄、止血；黄酒活血驱寒、通经活络。诸药合用，具有除湿解毒、清热涩精的功效。

★姜韭牛奶羹

▲适用人群

胃寒型胃溃疡、慢性胃炎、胃脘疼痛、呕吐、恶心等症患者。

▲用法宜忌

趁热顿饮。阴虚火旺之人忌食韭菜；胃虚有热、溃疡病、眼疾之人、疮毒肿痛者忌食，以免令痛痒增加。

▲材料

韭菜 *250* 克，生姜 *25* 克，牛奶 *250* 毫升或奶粉 *2* 汤匙。

▲做法

（*1*）韭菜、生姜洗净，切碎，捣烂，以洁净纱布绞取汁液，放入锅内。

（*2*）姜韭汁液中再加牛奶或奶粉，加适量水，加热煮沸即可。

▲功用解析

生姜味辛性温，有发散风寒、化痰止咳的作用，又能温中止呕、解毒，常用于治疗胃寒呕逆等证。韭菜有散瘀活血、行气导滞的作用，适用于反胃、肠炎的食疗。

★党参鲫鱼

▲适用人群

脾胃虚弱、气血两亏、体倦无力、食少、口渴、水肿患者。

▲用法宜忌

佐餐食用。

▲材料

鲫鱼 *1* 条，党参 *20* 克，胡萝卜 *50* 克，料酒、酱油各 *10* 毫升，姜、葱各 *10* 克，盐 *5* 克，味精、白糖各 *3* 克，植物油 *50* 毫升，清汤 *200* 毫升，香菜 *30* 克。

▲做法

（*1*）将党参润透，切成 *3* 厘米长的段；胡萝卜洗净，切成 *3* 厘米见方的块；姜切片；葱切段；香菜洗净，切成 *4* 厘米长的段。

（*2*）鲫鱼宰杀后，去鳞、内脏，洗净后沥干水分。

（*3*）植物油倒入锅中烧至六成热，放入鲫鱼炸一下，捞起后沥油。

（*3*）将炒锅置武火上烧热，倒入植物油烧热，下入姜、葱煸一下，再放入炸好的鲫鱼，加入料酒、党参、胡萝卜、盐、味精、白糖、酱油、清汤烧熟，放入盘中，加入香菜即可。

▲ **功用解析**

本膳有补中益气、生津利水的功效，并且药性平和，不腻不燥，善补脾肺之气，还有养血的功效。

★六味牛肉脯

▲ **适用人群**

胃癌患者，见胸膈满闷、呕吐、痰涎、进食发噎、心悸气短、头晕乏力、形体消瘦或虚浮肢肿。

▲ **用法宜忌**

佐餐服用。

▲ **材料**

牛肉 2500 克，胡椒、荜拨各 15 克，陈皮、草果、砂仁、良姜各 6 克，生姜 100 克，葱 50 克，盐 75 克。

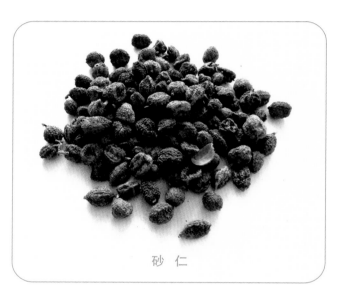

砂 仁

▲ **做法**

（1）将牛肉洗净，放入沸水锅中煮至变色后捞出沥水，凉凉后切成大块。

（2）生姜切碎，用纱布绞取姜汁；葱洗净，剁碎，加少许温水浸泡成葱汁。

（3）将胡椒、荜拨、陈皮、草果、砂仁、良姜一起碾成末，与生姜汁、葱汁拌匀，加盐调成药糊。

（4）将切好的牛肉与调好的药糊拌匀后，码入坛内，密封，腌制 2 日后取出，再入烤箱中烤熟即可。

▲ **功用解析**

本药膳中胡椒、荜拨、陈皮、草果、砂仁、良姜、生姜、葱等原料具有健脾

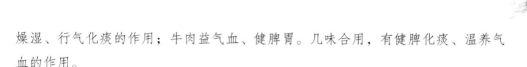

燥湿、行气化痰的作用；牛肉益气血、健脾胃。几味合用，有健脾化痰、温养气血的作用。

★陈醋煮红枣

▲适用人群

久治不愈的胃下垂、脱肛等患者，也可用于过食鱼腥生冷蔬菜果实成积者，呃逆、疝气冲痛患者。

▲用法宜忌

分2～3次将枣吃完，每日1剂。脾胃湿甚、痿痹、经脉痉挛及外感初起忌服，健康人不宜过食。烹调醋不宜用铜器具，因为醋能溶解铜，引起铜中毒。同时忌食生冷辛辣油腻的食物。

▲材料

红枣120克，陈醋250克。

▲做法

（1）将红枣用清水清洗干净，放入干净的砂锅内。

（2）向砂锅内倒入陈醋。

（3）先用武火煮沸，后用文火煮至醋干，盛出即可。

▲功用解析

《本草汇言》记载："醋，解热毒，消痈肿，化一切鱼腥水菜诸积之药也。"陈醋能活血散瘀、消食化积、消肿软坚、解毒疗疮；红枣益气健脾、养血安神。诸药同用具有益气、散瘀、解毒的功效。

★红花炖羊肚

▲适用人群

胃及十二指肠溃疡、胃部刺痛拒按者，也可用于健康人的日常养胃。

▲用法宜忌

每日1次，每次吃羊肚50克，喝汤。佐餐食用。

▲ **材料**

羊肚 1 只，红花 10 克，料酒 15 毫升，姜、葱各 10 克，盐 4 克，胡椒粉 3 克。

▲ **做法**

（1）将羊肚洗净，红花洗净，姜切片，葱切段。

（2）把红花、姜片、葱段、胡椒放入羊肚内，扎紧口，放入炖锅内。

（3）炖锅内加水适量，再加入料酒，置武火上烧沸，再用文火烧煮 1 小时。

（4）将羊肚捞起，切成条，再入炖锅，加入盐调味，再次烧沸即成。

▲ **功用解析**

红花味辛、性温，归心、肝经，有气香行散、活血通经、祛瘀止痛的功效。羊肚性味甘温，可补虚健胃、帮助消化，治虚劳不足、手足烦热、尿频多汗等症。

★ 鸡内金炒米粉

▲ **适用人群**

胃下垂患者，也可防治胆石症，以及饮食积滞、小儿疳积、遗精遗尿等患者。

▲ **用法宜忌**

每日服 2 次，每次 2 汤匙，加白糖半汤匙，冲适量沸水，搅匀，放入铝锅煮沸当点心吃。3 个月为 1 个疗程。脾虚无积滞者慎用。同时忌食生冷辛辣油腻的食物。

▲ **材料**

炙鸡内金 30 只，糯米 1000 克，白砂糖适量。

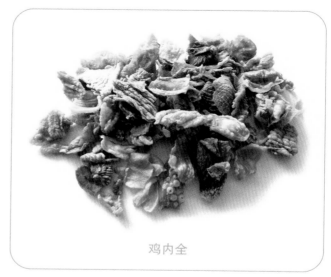

鸡内金

▲ **做法**

（1）将鸡内金放入炒锅内炒酥，用擀面杖研成细粉。

（2）将糯米放入清水中浸泡 2 小时左右，捞出晒干蒸熟，再烘干（或晒干），磨成粉。

（3）将上述准备好的二粉混合在一起，再磨 1 次，细粉装瓶，食用时用勺子舀出加适量白糖即可。

▲ **功用解析**

《滇南本草》中记载，鸡内金"宽中健脾，消食磨胃。治小儿乳食结滞，肚大筋青，痞积疳积"，能消食健胃、涩精止遗。糯米补中益气、健脾止泻。诸药合用，具有补中益气、健胃消食、化石止泻的功效。

脂肪肝调理药膳

脂肪肝是指由于各种原因引起的肝细胞内脂肪堆积过多的病变，临床表现为疲倦乏力、食欲不振、恶心、呕吐、体重减轻等。脂肪肝的常见类型有肥胖型脂肪肝、酒精性脂肪肝、营养不良性脂肪肝和糖尿病脂肪肝等。

★枸杞冬葵子赤豆汤

▲**适用人群**

脂肪肝患者，亦可减轻肥胖症、高血压、高血糖症状。

▲**用法宜忌**

分2次饮服，吃豆，饮汤。脾胃虚弱便溏者与孕妇慎用。同时忌食生冷辛辣油腻的食物。

▲**材料**

枸杞子10克，玉米须60克，冬葵子15克，红小豆100克，白糖适量。

▲**做法**

（1）将红小豆清洗干净，放入锅内。

（2）将玉米须、冬葵子、枸杞子用清水洗净，加水煎取汁备用。

（3）将煎好的药汁倒入装有红小豆的锅内煮成汤，加白糖调味，盛出即可。

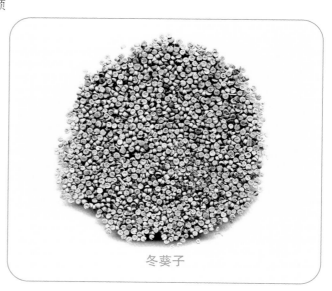

冬葵子

▲**功用解析**

　　枸杞子滋补肝肾；玉米须利水消肿、利湿退黄。诸品合用可清热利水、降脂降压。患有脂肪肝者宜常食此汤。

★脊骨海带汤

▲**适用人群**

　　脂肪肝、带浊、水肿、脚气、高血压、肿瘤等患者。

▲**用法宜忌**

　　食海带，饮汤。甲亢患者慎用。同时忌食生冷辛辣油腻的食物。

▲**材料**

　　海带丝、动物脊骨各250克，盐、味精、醋、胡椒粉各少许。

▲**做法**

　　（1）将海带丝及动物脊骨分别清洗干净。

　　（2）取干净的蒸锅一个，把洗好的海带丝放于蒸笼上，上气后继续蒸15分钟左右。

　　（3）将动物脊骨用刀剁成碎块，放入锅中炖汤，汤开后撇去浮沫，投入海带丝炖烂。

　　（4）最后向锅内加入盐、醋、味精、胡椒粉，大约3分钟即可出锅，盛出即可。

▲**功用解析**

　　此汤有很好的降血脂、预防脂肪肝和提高机体免疫力的作用。

★菊杞乌龙茶

▲**适用人群**

　　脂肪肝患者。

▲**用法宜忌**

　　每日2次代茶温服。

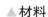

▲材料

决明子20克，杭白菊3克，枸杞子10克，乌龙茶叶2克。

▲做法

（1）将决明子、杭白菊、枸杞子、乌龙茶叶用清水泡10分钟。

（2）将泡好的决明子、杭白菊、枸杞子、乌龙茶叶连同水一起放入砂锅中武火煎沸，转文火煎30分钟，取汁温服。

▲功用解析

决明子有清热明目、润肠通便、降血压、降血脂的作用；枸杞子有轻度抑制脂肪在肝细胞内沉积的作用，能预防脂肪肝；杭菊花有降低血脂的效能。

★当归芦荟茶饮

▲适用人群

肝胆实热者，见耳聋、耳鸣、耳内生疮；胃肠湿热者，见头晕、牙痛、眼目赤肿、大便不通。

▲用法宜忌

每天喝2次。湿阻中满及大便溏泄者慎服；孕妇禁服。同时忌服生冷辛辣油腻的食物。

▲材料

决明子、芦荟各30克，当归15克，茶叶少许。

▲做法

（1）开文火将锅置其上，并用火预热使锅受热均匀。

（2）将决明子放入锅内翻炒至干燥。

（3）容器内放入决明

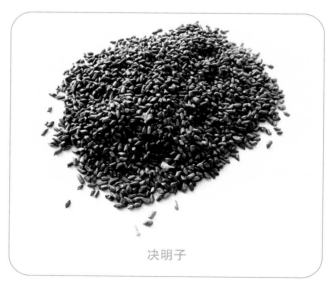

决明子

子、当归、芦荟、茶叶先用水泡 30 分钟。

（4）将上述 4 味同加水一起煎开，开后再煎 20~30 分钟即可。

★山楂荷叶粥

▲适用人群

思睡乏力、形体肥胖、痰湿型的脂肪肝患者。痰湿困阻表现为形体肥胖、胸胁隐痛、思睡乏力者。

▲用法宜忌

每周食用 1~2 次。

▲材料

山楂、陈皮各 5 克，荷叶 2 克，竹茹 3 克，小米 50 克。

（1）将山楂、荷叶、竹茹、陈皮加水煎煮后，取汁。

（2）锅置火上加热，将上汁注入，加小米煮成粥即可。

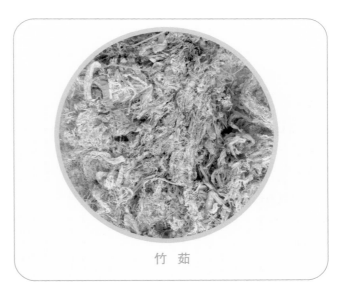

竹 茹

▲功用解析

山楂入脾胃、肝经，可消散瘀血，善消肉积；荷叶化湿祛浊；竹茹可化痰、清热、除烦；陈皮理气和中、燥湿化痰。

★山楂薏米燕麦粥

▲适用人群

脂肪肝患者。

▲ 用法宜忌

每周2次，早晚温热服食。胃酸高者、胃及十二指肠球部溃疡的患者，不要在空腹时服食。

▲ 材料

山楂25克，薏米、红小豆各20克，燕麦片15克，大米50克。

▲ 做法

（1）将薏米、红小豆分别洗净，用清水浸泡4小时备用。

（2）将泡好的薏米与红小豆一块放入锅里加适量水，大约煮30分钟至七八成熟，再加入大米、山楂，先用武火煮沸，然后用文火熬煮。

（3）待薏米、山楂、红小豆、大米熟软，加入燕麦片，再煮15分钟即可。

▲ 功用解析

山楂具有促进胆固醇排泄而降低血脂的功效，薏米有健脾、降脂降压和减肥作用，红小豆清热利水、消肿降压，燕麦可降胆固醇和血脂。本膳含热量低，适合脂肪肝患者经常食用，可以消除体内堆积的多余脂肪。

★ 芹菜炒豆干

▲ 适用人群

脂肪肝患者。

▲ 材料

芹菜250克，豆腐干50克，红椒适量，植物油、盐适量。

（1）芹菜洗净切斜段，焯水；豆腐干切条；红椒洗净，去蒂、子，切片。

（2）锅中油烧热后，先倒进芹菜翻炒至菜色变绿，再倒进豆腐条、红椒片，加适量盐炒熟即可。

★ 水晶蔬菜饺

▲ 适用人群

慢性肝炎患者。

▲**用法宜忌**

不可一次过量食用。

▲**材料**

澄面粉500克，虾仁、豌豆、玉米粒各100克，胡萝卜200克，香菇50克，鸡蛋1个，盐、鸡精、胡椒粉、料酒、香油、淀粉适量。

▲**做法**

（1）虾仁剁成泥，加鸡蛋液、淀粉、盐、料酒、胡椒粉、鸡精、香油搅拌均匀。

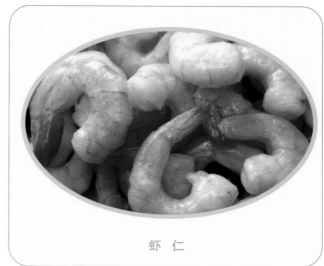

虾 仁

（2）胡萝卜、香菇分别洗净，切成小碎丁，和豌豆、玉米粒一起放入虾肉馅拌匀。

（3）澄面用热水烫成水晶皮，用水晶皮包入馅制成饺子，入蒸锅武火蒸5分钟即可。

★蔬菜腐皮卷

▲**适用人群**

肝炎患者。

▲**用法宜忌**

可长期适量食用。

▲**材料**

豆腐皮3张，白菜300克，豆腐干80克，水发香菇50克，盐、香油、味精适量。

▲**做法**

（1）白菜洗净后在沸水锅中烫一下，沥干水分后切碎；水发香菇和豆腐干也在沸水锅里焯一下捞出，然后切成丝。

（2）豆腐皮切去边角后，再每张切成四等分。

（2）将白菜、香菇和豆腐干放入大碗内，放盐、香油和味精拌匀作馅料。

（3）将豆腐皮摊开，每张豆腐皮分别放入适量的蔬菜馅料，然后逐条卷起来放入盘中，上笼用武火蒸5分钟取出可食。

★荞麦糕

▲适用人群

肝郁气滞型脂肪肝患者，表现为胁肋胀满、隐痛、嗳气、腹胀等。

▲用法宜忌

每3天吃一次，即有一定保健效果。

▲材料

荞麦粉50克，干玫瑰花10克，糯米粉80克，大米粉100克，白糖、发酵粉适量。

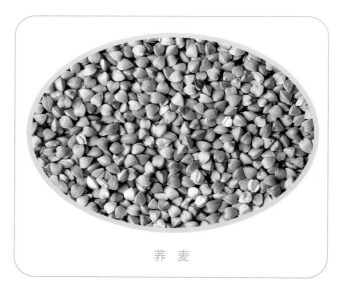

荞 麦

▲做法

（1）白糖加水溶化；荞麦粉、糯米粉、大米粉放入锅中，加入白糖水，充分搅拌均匀，至半透明黏状。

（2）调入揉碎的玫瑰花及发酵粉少许，继续搅拌均匀，放置片刻。

（3）将其倒入模型内，置盛有沸水的蒸锅上用武火蒸5分钟以上即可。

▲功用解析

此糕尤其适合肥胖症、高血压、糖尿病患者及中老年人经常食用。

★金钱草砂仁鱼

▲适用人群

湿热黄疸、热淋、石淋等患者。

▲用法宜忌

饮汤，吃鱼。阴亏津少、肾虚遗精遗尿者慎用。

▲材料

金钱草、车前草各60克，砂仁10克，鲤鱼1尾，盐、醋、味精、胡椒粉适量。

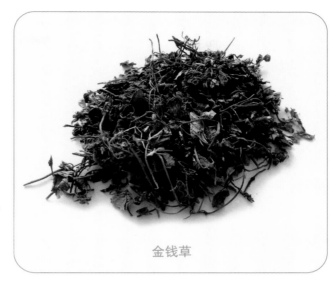

金钱草

（1）鲤鱼洗净，除去鱼鳞、鳃及内脏。

（2）把洗好的鲤鱼切片并同金钱草、砂仁和车前草共同放入锅内加适量水先用武火煮沸，后用文火煎煮半小时左右，熬至鱼肉烂熟，加适量盐、醋、味精、胡椒粉调味即可。

▲功用解析

金钱草具有清热解毒、散瘀消肿、利湿退黄之功效，砂仁能够行气调味、和胃醒脾。二者合用，对脂肪肝有较好的调理作用。此道药膳有很好的补充营养和防治脂肪肝的作用，脂肪肝患者可以长期食用。

便秘调理药膳

便秘是排便次数明显减少，每2～3天或更长时间一次，无规律，而且常伴有粪质干硬、排便困难的现象。便秘在程度上有轻有重，有可能是暂时的，也可能是长久的。对于轻度便秘而言，可适当用些排油清肠道类中药；而比较严重、持续时间较长的便秘，则应及时到医院检查，以免延误原发病的诊治。按发病部位，便秘可以分为结肠性便秘和直肠性便秘两种。中医认为，便秘主要由燥热内结、津液不足和脾肾虚寒所引起。

★二仁通幽汤

▲ **适用人群**

血瘀阻滞大肠所致的胸腹胀满、食积气滞、腹胀便秘、水肿、脚气、小便不利等患者。

▲ **用法宜忌**

有自发性出血症患者禁用，否则易引起日光性皮炎。

▲ **材料**

桃仁、郁李仁各9克，当归尾、小茴香各5克，藏红花2克。

▲ **做法**

将桃仁、郁李仁、当归尾、小茴香、藏红花洗净，入砂锅内，加水煎沸后去渣取汁，代茶饮用。

▲ **功用解析**

桃仁、当归活血化瘀，润肠通便；郁李仁润燥滑肠、下气、利水；小

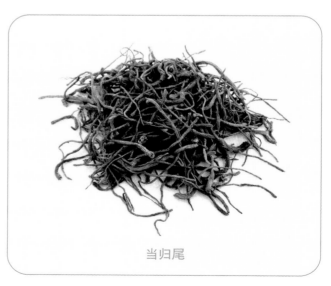
当归尾

茴香行气化瘀；藏红花活血。此方具有润肠通便、行气化瘀、消胀的功效。

★决明子蜂蜜饮

▲适用人群

肠燥便秘者。

▲用法宜忌

每日 1 剂，早晚服。大便稀溏、易于腹泻者不宜服用。

▲材料

决明子 10~15 克，蜂蜜 20 毫升。

▲做法

（1）将决明子入炒锅，文火炒至略发黄。

（2）将炒黄的决明子捣碎加适量清水煎煮 10 分钟左右，拌入蜂蜜搅匀后饮用。

▲功用解析

决明子润肠缓泻，用于治疗肠燥便秘。蜂蜜补肾健脾、润肺，利于润肠通便。

★首乌红枣粥

▲适用人群

便秘、老年性高血压、血管硬化、阴血亏损、大便干燥等患者。

▲用法宜忌

每日服 1 剂，分数次食用。大便稀薄者不宜服用。

▲材料

何首乌 50 克，红枣 20 克，冰糖 30 克，大米 100 克。

▲做法

（1）将何首乌加水入砂锅煎取浓汁，去渣，与洗净的大米、红枣入锅，加适量水。

（2）用武火烧沸，加冰糖转文火熬煮成粥即可。

▲ **功用解析**

何首乌味甘、涩，性微温，能补肝肾、益精血，有促进肠管蠕动、促进红细胞生成、增强免疫功能、降低血糖的作用。与红枣同煮粥，对便秘者有较好的食疗功效。

★黄豆糙米南瓜粥

▲ **适用人群**

脾胃虚弱者以及高血压、高血脂、冠心病等患者。对经常便秘的人大有裨益，可加快排出废物的速度。

▲ **用法宜忌**

凡患气滞湿阻之病忌服。同时忌食生冷辛辣油腻的食物。佐餐食用。

▲ **材料**

黄豆50克，糙米100克，南瓜120克，盐适量。

▲ **做法**

（1）黄豆洗净并泡水3~4小时；糙米洗净泡水约1小时。

（2）南瓜清洗干净，去皮切成小块。

（3）在锅中加入黄豆和6杯水，用中火煮至黄豆酥软。

（4）加入糙米及切好的南瓜，改用武火煮沸，再改文火慢慢煮至豆酥瓜香，加盐调味即可。

▲ **功用解析**

南瓜润肠通便、温中平喘、杀虫解毒；黄豆健脾宽中、益气，可降低胆固醇、防止血管老化；糙米补中益气、润肠通便。诸药合用共煮成米粥，具有润肠通便、补益脾胃的功效。

★桃花馄饨

▲适用人群

大便秘结、腹痛腹胀、胀痛不通的患者，也可用于瘀血阻滞的辅助食疗。

▲用法宜忌

女子月经量多、鼻出血等有出血倾向的忌服。同时忌食生冷辛辣油腻的食物。空腹食之，至当日午后，腹中如雷鸣，当下恶物，所以不要空腹服用。

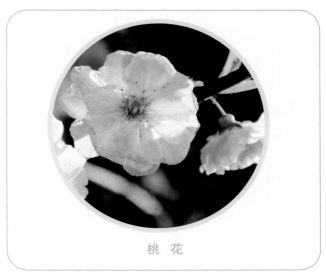

桃 花

▲材料

毛桃花30克（湿者），面粉90克，猪瘦肉100克，鸡汤500毫升，葱、生姜、盐、味精各适量。

▲做法

（1）猪瘦肉清洗干净，切成碎片，和葱、生姜剁成肉泥，加盐、味精调成馅。

（2）毛桃花用清水清洗干净，晾干水分。

（3）将面粉与毛桃花加水适量揉为面团，静置15分钟。

（4）用擀面杖将面团擀成面皮，与馅做成馄饨，入鸡汤中煮熟即可。

▲功用解析

猪肉滋阴、润燥、益气，毛桃花利水活血、润肠通便，面粉补养脾胃。诸品共同使用，具有利水、活血、通便的功效。

★紫菜芝麻饭

▲适用人群

津枯血少、肠燥便秘的老年人,尤其适用于精亏血少之肠燥便秘。亦可用于中青年女性的气虚血少之便秘。

▲用法宜忌

多食腹胀。脾胃虚寒滑泄者慎用。同时忌食生冷辛辣油腻的食物。佐餐服食。

▲材料

紫菜100克,黑芝麻150克,白芝麻120克。

▲做法

(1)紫菜除去泥沙并剪成细丝;将黑芝麻、白芝麻用擀面杖擀碎。

(2)把上述3种原料均匀搅拌在一起,储存在干燥的瓶子里,每餐舀一两勺和米饭拌在一起吃。

▲功用解析

本品具有润肠通便、促进肠胃运动、缓解便秘的功效。芝麻中含有丰富的维生素E,能防止过氧化脂质对皮肤的危害,抵消或中和细胞内有害物质游离基的积聚,可使皮肤白皙润泽,起到美容的作用。

★银耳山楂羹

▲适用人群

肠燥便秘者。

▲用法宜忌

孕妇便秘不宜用此羹。选用山楂时要选色红无伤疤的。

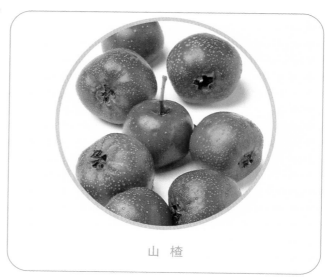

山 楂

▲**材料**

银耳20克，山楂糕50克，西米40克，盐、白糖、水淀粉适量。

▲**做法**

（1）银耳水发后去蒂改刀成小块；山楂糕改刀成小菱形片；西米用水煮透至发亮，过凉。

（2）将所有材料同煮30分钟，加盐、白糖调味，水淀粉勾芡即可。

▲**功用解析**

山楂有益胃消食的功效。

 ★茄汁菜包

▲**适用人群**

肠燥便秘者。

▲**用法宜忌**

不宜过多食用。

▲**材料**

白菜500克，虾肉100克，瘦肉丁50克，海带25克，鸡蛋2个(取蛋清)，番茄酱、盐、味精、白糖、醋、料酒、植物油、姜葱汁、水淀粉、胡椒粉适量。

▲**做法**

（1）白菜取叶洗净，用沸水烫熟后捞出，过凉。

（2）虾肉剁碎成蓉，加入盐、味精、料酒、胡椒粉、姜葱汁稍搅，然后放入蛋清、肉丁，搅拌至上劲，即成虾馅。

（3）海带用水泡软，蒸熟后切成细丝；番茄酱加入盐、白糖、醋和少许水，兑成番茄汁。

（4）白菜叶滤去水分，平铺放上虾馅，以边缘折起包好，用海带丝将口扎成蝴蝶形的扣，上笼蒸约5～7分钟，装盘。

（4）锅内加油烧热，下入番茄汁翻炒，加水淀粉勾芡，浇在菜包上即可。

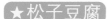

★松子豆腐

▲适用人群

肺燥干咳、少痰或无痰、痰不易咳出、肠燥便秘等患者。

▲用法宜忌

佐餐食用。脾虚便溏、滑精者不宜食用，痰湿体质者禁食。

▲材料

豆腐500克，松子仁50克，白糖70克，鸡汤500毫升，香菜末30克，葱段、姜片料酒、盐、味精、植物油适量。

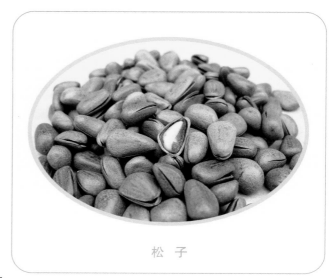

松 子

▲做法

（1）豆腐切成2立方厘米的丁，放入沸水中煮至浮起，沥水，用牙签扎出浆水。

（2）热油煸香葱段、姜片，放入25克白糖，文火炒成枣红色，烹入料酒，加鸡汤、松子仁、盐、白糖45克，然后放入豆腐丁、味精，用文火炖制。

（3）边炖边在豆腐上扎眼，使汤汁渗入豆腐丁，待汤收干、豆腐胀起后，迅速盛入盘内，撒上香菜末即可食用。

★杏仁豆腐

▲适用人群

肺虚久咳、咳而声低无力，以及习惯性便秘等患者。

▲用法宜忌

脾胃虚弱、便溏滑泄者慎用。

▲ **材料**

甜杏仁125克，琼脂50克，糖渍樱桃5个，白糖250克。

▲ **做法**

（1）杏仁用水泡5分钟，去皮尖，入凉水中浸泡，磨成浆，过滤成细浆。（2）琼脂洗净，剪成3厘米长的段，放入碗中，加清水300毫升，上屉蒸化，过滤。

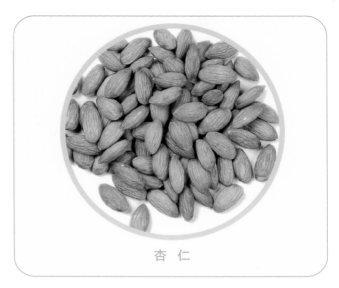

杏 仁

（2）锅内加清水1000毫升，放白糖100克，熬化，加入琼脂液，搅匀，离火降温后，把杏仁浆倒入糖水中搅匀，分装10个碗内，置于阴凉处冷却，凝结成杏仁豆腐，在碗中切成菱形块。

（3）锅另加水500毫升，放入白糖150克，熬成糖水，凉凉，浇入杏仁豆腐碗内，再把樱桃一切两半，放在杏仁豆腐上即可

★虾子海参

▲ **适用人群**

便秘、头晕、耳鸣患者，平时体质虚弱者也可食用。

▲ **用法宜忌**

佐餐服食。对海鲜过敏者慎用。

▲ **材料**

干海参、干虾子各150克，味精、盐各3克，肉汤500毫升，水淀粉6克，葱、姜各15克，植物油、料酒各30毫升，酱油6毫升。

▲ **做法**

（1）将干海参放入锅内加清水，用文火烧沸即离火，待其发胀软后捞出，

去内脏及杂质，洗净，放入锅内，加清水，用文火烧沸离火，直至海参发透。

（2）将发透的海参由肚内先划十字花刀，入沸水锅内焯一下，捞出沥干水分。

（3）将虾子洗净盛入碗内，加上适量水和料酒，上笼蒸10分钟取出。

（4）葱、姜入油锅煸炒后烹入料酒，加肉汤、盐、酱油、海参、虾子，煨透，用水淀粉勾芡，加味精即可。

▲ 功用解析

海参养阴润燥，兼能补肾；虾养血补肾养身。诸品合用，能补阴养血、补肾润燥，增强人体免疫功能。

★姜汁菠菜

▲ 适用人群

肠燥便秘、老年便秘、习惯性便秘、痔疮、高血压、酒精中毒等患者，也适用于小便不通、肠胃积热、胸膈烦闷等患者。

▲ 用法宜忌

佐餐食。体虚便溏者不宜多食。同时忌食生冷辛辣油腻的食物。

▲ 材料

菠菜250克，生姜25克，盐、香油、味精、醋、花椒油适量。

▲ 做法

（1）将菠菜去须根，留红头，清洗干净后切成小段。

（2）菠菜入沸水锅内略焯后捞出，沥水，装盘抖散凉凉。

（3）用榨汁机把生姜榨成姜汁，在菠菜中加入姜汁及盐、香油、味精、醋、花椒油，调拌入味即可食用。

★蕨菜木耳肉片

▲ 适用人群

津血不足引起的肠燥便秘、大便不利的老人，也可用于女性月经量少、色淡，以及习惯性便秘患者。

▲ **用法宜忌**

佐餐食。湿热痰滞内蕴者禁服。同时忌食生冷辛辣油腻的食物。

▲ **材料**

蕨菜15克，干黑木耳6克，猪瘦肉100克，盐、酱油、醋、白糖、泡姜、泡辣椒、水淀粉、植物油适量。

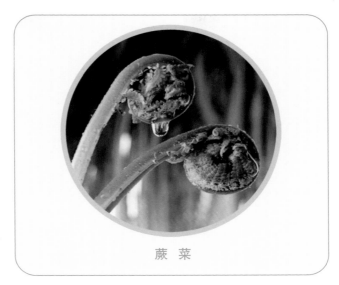

蕨 菜

▲ **做法**

（1）新鲜的蕨菜用水浸泡、漂洗干净，切成小段。

（2）干黑木耳用水泡发，洗净后撕成小朵。

（3）将猪肉清洗干净并切成小片，然后用水淀粉拌匀，在锅中放油烧热后放入肉片，炒至变色，放入准备好的蕨菜段、黑木耳及盐、酱油、醋、白糖、泡姜、泡辣椒，翻炒均匀后出锅即可。

▲ **功能解析**

蕨菜清热解毒、下气通肠，黑木耳凉血止血、和血养津，猪肉滋阴、润燥、益气。诸品共同食用，具有润肠通便、补血养津的功效。

失眠调理药膳

失眠是指无法入睡或无法保持睡眠，表现为入睡困难、睡眠时间减少、容易被惊醒等。长时间失眠会使人疲劳头痛、无精打采、反应迟钝等，甚至导致神经衰弱和抑郁症。导致失眠的原因有很多，如身体疾病、环境变化、服用药物或者兴奋饮品、心理因素等。中医认为失眠的病机是肝肾阴虚。脑髓空虚。

★酸枣仁老鸡汤

▲ **适用人群**

心血不足引起的虚烦不眠、多梦、心烦不安、惊悸怔忡、思绪不宁者，体质虚弱者亦可食用。

▲ **用法宜忌**

佐餐食用。外感发热、实热、阴虚火旺者慎用。同时忌食生冷辛辣油腻的食物。若嫌肥腻者可去鸡皮再煲汤。

▲ **材料**

老鸡1只，酸枣仁20克，桂圆肉30克，红枣10颗，盐5克。

▲ **做法**

（1）将酸枣仁、桂圆肉洗净。

（2）老鸡处理洗净，切大块，放入沸水中焯熟，盛出沥水。

（3）将2000毫升清水放入瓦煲内，煮沸后加入酸枣仁、桂圆肉、红枣、老鸡。

（4）武火煲沸后，改

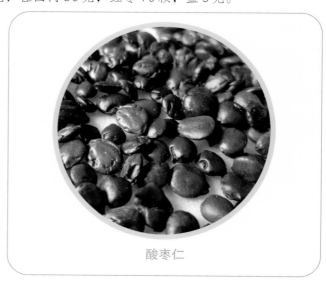

酸枣仁

用文火煲 3 小时，加盐调味即可。

▲ **功用解析**

酸枣仁能宁心安神，补肝血；桂圆肉补血、养心、安神；老鸡养阴补虚。四者共煮成汤，有补血养心、解忧安神的作用，对血虚心失引起的心悸失眠有较好的食疗作用。

★核桃芝麻糊

▲ **适用人群**

肝肾亏损所致的失眠、头晕目眩、耳鸣、腰腿酸痛或遗精、盗汗等患者。

▲ **用法宜忌**

每日早晨服用，1剂为1个疗程。

▲ **材料**

黑芝麻 1000 克，核桃仁 500 克，茯苓粉 2000 克，红糖、蜂蜜各 300 克。

▲ **做法**

（1）黑芝麻、核桃仁、茯苓粉共研为末，拌入蜂蜜、红糖，调成糊状后装瓶或装罐密封。

（2）每次服用时取 30 克蒸熟即可。

▲ **功用解析**

核桃仁味甘，性温，能补肾助阳、润肠通便。黑芝麻补肾益脑、益气力。此品消食和中、健脾补肾、益气养血。

★乌灵参炖鸡

▲ **适用人群**

神经衰弱失眠者。

▲ **用法宜忌**

每日 2 次，食鸡肉，饮汤。

▲ **材料**

净鸡1只（约1000克），乌灵参100克，葱段、姜片、料酒、盐适量。

▲ **做法**

（1）乌灵参用温水浸泡4~8小时，洗净切片，放入鸡腹内。

（2）将鸡放入砂锅内，注清水没过鸡体，放入葱段、姜片、料酒适量，武火烧沸后，改文火清炖，待鸡熟后，加少许盐即可。

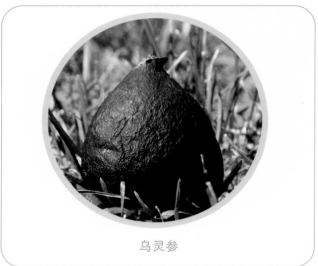

乌灵参

★ 莲子百合煲瘦肉

▲ **适用人群**

神经衰弱、心悸失眠者等，也可以作为病后体弱的滋养强壮之补品。

▲ **用法宜忌**

可经常食用。

▲ **材料**

莲子、百合各30克，猪瘦肉200克，盐、鸡精适量。

▲ **做法**

（1）莲子、百合洗净，泡开。

（2）猪瘦肉洗净，切成小块。

（3）莲子、百合、猪瘦肉一起入砂锅，加水煮熟，加盐、鸡精调味后即可。

▲ **功用解析**

百合有润肺止咳、养阴清热、清心安神等功效。莲子主补脾胃，养神益气力，与猪瘦肉和百合搭配协调，有更好的效果。

★桂圆百合煲鸡蛋

▲适用人群

病后气血虚弱、虚火内生、心悸气短、心烦头晕、失眠多梦、心神不宁者。

▲用法宜忌

每日1次，当点心或早餐食用。湿盛中满或有停饮、咳痰者忌服。

▲材料

桂圆肉10克，鲜百合50克，鸡蛋1个，冰糖适量。

▲做法

（1）将新鲜的百合清洗干净，掰开成小块。

（2）将鸡蛋煮熟，去壳备用。

（3）将百合、鸡蛋连同桂圆肉共同置于锅内，加适量水，先用武火煮沸，后用文火煮至百合熟烂，加适量冰糖即可。

▲功用解析

百合与鸡蛋合用，具有养心补肺、补血安神的功效。

★天麻炖猪脑

▲适用人群

失眠伴眩晕眼花、头痛、高血压、动脉硬化等症者。

▲用法宜忌

每日1次或隔日1次。

▲材料

天麻10克，鲜猪脑1副（约500克）。

▲做法

（1）天麻、猪脑洗净，放大碗中。

（2）加适量清水，隔水蒸熟服用。

▲功用解析

天麻有平肝定惊、镇痛止眩晕、强筋骨等效用，猪脑补脑髓、抗虚劳。

★红枣桂圆炖鹌鹑

▲适用人群

失眠、健忘者。

▲用法宜忌

阴虚火旺者要少食。

▲材料

鹌鹑2只(约500克),桂圆肉40克,红枣30克,姜片20克,陈皮10克,料酒、盐各适量。

▲做法

(1)鹌鹑宰杀,洗净,对半切开;红枣去核,与桂圆肉同洗净。

(2)砂锅倒入800毫升水,煮沸后加入鹌鹑肉、红枣、桂圆肉、料酒、姜片、陈皮,移入蒸锅中煮1.5小时,加盐调味即可。

▲功用解析

鹌鹑含有丰富的蛋白质、脂肪、维生素和矿物质,有健脾开胃的作用。桂圆肉有益智健脑、补血安神及消除疲劳的功效。陈皮性温、味苦辛,有理气、调中、消食、燥湿化痰等作用。红枣益气补血、健脾开胃。几味合用,有补血安神、调理肠胃、消除疲劳的作用。

★柏子仁粥

▲适用人群

血虚心悸、失眠多梦、健忘的老年人,以及体虚多汗、慢性便秘者。

▲用法宜忌

早晚2次食用。

▲材料

柏子仁15克,大米100克,蜂蜜、醋适量。

▲做法

柏子仁、大米淘洗干净,同入锅中,加水煮粥,加蜂蜜、醋调味即可。

▲功用解析

柏子仁补心脾、滋肝肾，有"主惊悸、安五脏、益气、除湿痹，久服令人润泽、美色、耳目聪明、不饥不老、轻身延年"的功效。本粥养心安神、润肠通便。

★芹菜枣仁粥

▲适用人群

虚烦、神经衰弱引起的失眠健忘，高血压引起的头晕目眩等患者。中老年人日常保健也可以食用。

▲用法宜忌

睡前饮服，宜常服。慢性腹泻者不宜多食。同时忌食生冷辛辣油腻的食物。

▲材料

鲜芹菜90克，酸枣仁10克，大米100克。

▲做法

（1）将新鲜的芹菜放盆里浸泡一段时间，清洗干净，切成小段。

（2）将酸枣仁放于容器内，用擀面杖将其捣至碎烂。

（3）将大米用清水淘洗干净放入砂锅内，放入切好的芹菜和捣烂的酸枣仁，加适量清水共煮为粥。

★八宝酿梨

▲适用人群

失眠、心悸、肺热咳嗽等患者。一般人群均可佐餐食用。

▲用法宜忌

日服2次，每次1个。脾胃虚寒者不宜食用。忌食生冷油腻的食物。

▲材料

糯米饭250克，香水梨6个，糖莲子50克，冬瓜25克，瓜子仁10克，蜜枣2颗，红丝3克，绿丝3克，金橘饼5克，熟植物油50克，白糖210克，水淀粉3克。

▲ **做法**

（1）将莲子、冬瓜、蜜枣、红丝、绿丝、金橘饼均切成碎粒，与瓜子仁一起放入糯米饭内，加入植物油、200克白糖拌匀。

（2）生梨顶盖连梨把切下，芯子掏空，酿入拌好的糯米饭，盖上梨盖，上笼蒸熟后取出，装入圆盘内。

（3）然后将清水下锅，加入白糖10克，待烧沸后，用水淀粉勾芡，起锅浇在梨上即可。

▲ **功用解析**

莲子补脾止泻、益肾固精、养心安神，梨润肺止咳、生津化痰，冬瓜利尿、消肿排脓，蜜枣补中益气、养血安神。诸药合用，具有健脾养胃、润肺止咳、养心安神的作用。

★荔枝莲药粥

▲ **适用人群**

阴虚失眠者。

▲ **材料**

大米100克，莲子、山药各80克，荔枝50克，白糖适量。

▲ **做法**

（1）莲子洗净，泡开去芯；荔枝去壳取肉；山药去皮，洗净切小块；大米淘洗干净。

（2）将山药块、莲子放入汤锅内，加入适量清水，煮至山药、莲子软烂，捞出沥水。

（3）大米放入锅内，加入适量清水，先用武火煮沸再转文火，加入山药块、莲子、荔枝，待米烂粥稠时加白糖调味即可。

★黄芪人参粥

▲适用人群

体衰、五脏虚衰、食欲不振、失眠健忘、体虚自汗、性机能减退等一切气血津液不足的老年人。

▲用法宜忌

早、晚空腹食用。

▲材料

人参粉3克，黄芪15克，大米100克、冰糖适量。

▲做法

（1）将黄芪清洗干净，放入锅内煮20分钟左右，去渣。

（2）向锅中加入清洗干净的大米及人参粉继续煎熬至熟。

（3）另取一只干净的锅，将冰糖放入锅中，加少许水熬煮成汁。

（4）将糖汁徐徐加入熟粥中，搅拌均匀，盛出即可。

★桂圆鸡蛋羹

▲适用人群

更年期综合征，绝经前后出现心悸怔忡、心烦不宁、失眠多梦、健忘的患者；也适用于中青年女性月经不调、面色无华、舌淡苔白者；平素体质虚弱者食用可以增强体质。

▲用法宜忌

湿盛中满或有停饮、痰、火者忌服。同时忌食生冷辛辣油腻的食物。临睡前1次食完。

▲材料

桂圆肉20克，枸杞子10克，鸡蛋2个。

▲做法

（1）桂圆肉、枸杞子用清水清洗干净，桂圆肉可以撕成小块，放入锅中，加水煮沸。

（2）鸡蛋去壳调匀，淋入桂圆枸杞汤中，略煮约5分钟，盛出即可。

★玫瑰花烤羊心

▲适用人群

适用于心血亏虚所致的惊悸失眠以及郁闷不乐等症。也可用于肝胃气痛、月经不调、经前乳房胀痛者的辅助食疗。

▲用法宜忌

宜热食，可边烤边食。同时忌食生冷油腻的食物。不可过量食用。

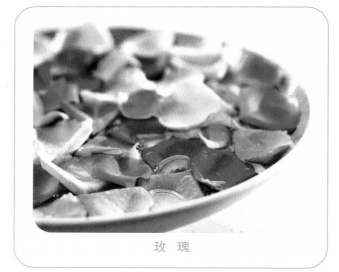

玫 瑰

▲材料

鲜玫瑰花、鲜羊心各50克，盐、孜然粉、辣椒粉适量。

▲做法

（1）鲜玫瑰花去除杂质清洗干净，放入锅中，加适量盐，加水煎煮10分钟。

（2）将新鲜的羊心清洗干净，切成小块状，串在烤扦上边烤边蘸玫瑰盐水，反复在明火上炙烤至熟即可。

（3）在烤熟的羊心上也可依个人口味撒上孜然粉、辣椒粉，趁热食用。

★虾子烧茭白

▲适用人群

心血亏虚所致的失眠患者。

▲材料

茭白1000克，虾仁10克，水发香菇50克，植物油、酱油、盐、味精、料酒、水淀粉、葱段、姜片、花椒适量。

▲**做法**

（1）将茭白剥去老皮，截去老根，削净外皮，切成条，投入沸水锅内焯透捞出，沥干水分。

（2）香菇洗净切片。

（2）炒锅放入植物油，油热时，先将花椒、葱段、姜片炸一下，投入茭白和香菇翻炒。

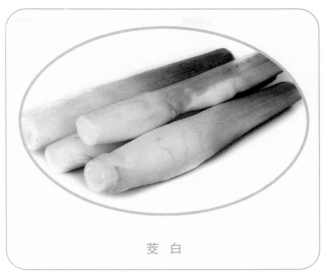

茭　白

（3）加入酱油、料酒、虾仁、水，烧至汁浓菜熟时，加盐、味精，淋入水淀粉勾薄芡，炒拌均匀即可。

高血压调理药膳

高血压是指在静息状态下动脉收缩压或舒张压增高，并大多伴随脂肪和糖代谢紊乱以及心、脑等器官功能性或器质性改变的全身性疾病。患高血压的主要原因除了有体重超重、过度饮酒、膳食高盐低钾外，还有一定的遗传因素。如果劳累、精神紧张、情绪波动后发生血压升高，休息后恢复正常，同时出现注意力不集中、记忆力减退等症状，就要考虑是否患了高血压。

★海参黄芪煲

▲适用人群

高血压病、高脂血症、冠心病、动脉粥样硬化患者，以及虚劳羸弱、气血不足、营养不良、病后产后体虚者的日常调养。

▲用法宜忌

急性肠炎、菌痢、感冒、咳痰、气喘及大便溏薄者忌食。早晚随时食用。

▲材料

海参2个，玉米笋8根，小黄瓜1根，黄芪20克，红枣5颗，酱油、盐适量。

▲做法

（1）海参剖开取出沙肠，洗净沥干。

（2）小黄瓜洗净，切成两段，每段上划几刀，但不切断；玉米笋、黄芪、红枣洗净。

（3）将所有材料和调料放入砂锅，加水盖过材料，煮沸，转文火炖至海参烂熟，拣去小黄瓜即可。

▲功用解析

海参是高脂血症和冠心病病人的理想食品，具有补肾益精、壮阳疗痿、润燥通便的作用。玉米笋含有大量的脂肪、维生素等，它的食物纤维更有助于胃肠蠕动。黄芪可改善心肺功能，加强心脏收缩力，降血压，改善皮肤血液循环和营养状况，经常服用，可使人精神焕发，白发变黑，睡眠改善，饮食增强，不感冒，调节血压，记忆力增强。合而用之，可共建滋阴润燥、补肝护胃、降低胆固醇、降低血压之功。

★猪腰杜仲汤

▲适用人群

早期高血压及小儿麻痹后遗症患者。

▲用法宜忌

喝汤吃肉。

▲材料

鲜猪腰1个(约250克)，杜仲18克，料酒、盐、鸡精适量。

▲做法

(1) 猪腰子洗净，去筋膜、臊腺，切块划割出细花。

(2) 猪腰子与杜仲放锅中，加水、料酒煎煮，至猪腰烂熟，加盐、鸡精调味即可。

▲功用解析

杜仲药用价值高，配方较宽，除有持续高效降压作用外，还能安胎、补肝肾、强筋骨等。

★竹荪柳菇煲丝瓜

▲适用人群

高血压病、高脂血症、冠心病、动脉粥样硬化患者。

▲用法宜忌

早晚随时食用。脾胃虚寒者不宜食用。

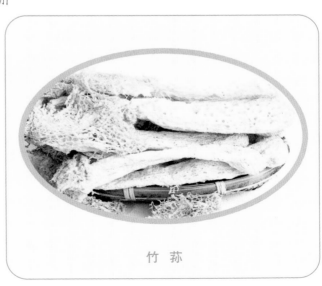

竹荪

▲材料

竹荪6条，丝瓜1根，柳松菇100克，枸杞子10克，葱丝、鸡汤、盐适量。

▲做法

（1）竹荪洗净，去除沙子和杂质，然后泡水使其软化，切成小块。

（2）丝瓜削皮，切成块状。

（3）将预先准备好的鸡汤倒入汤锅，放进竹荪、丝瓜、枸杞子、柳松菇，待滚沸后，调至文火炖煮半小时。

（4）熄火前，加入适量盐和葱丝调味即可。

▲功用解析

此菜有很好的美体瘦身、减压降脂和美肤养颜作用。

★菊楂钩藤决明饮

▲适用人群

阴虚阳尤型高血压患者，见头晕目眩、心悸烦躁易怒、口苦口干、耳鸣、精神萎靡。

▲用法宜忌

常代茶饮。此方水煎、泡茶疗效无明显差异。

▲材料

杭白菊、钩藤各6克，生山楂、决明子各10克，冰糖适量。

▲做法

（1）将钩藤、生山楂、决明子加水煎汁，约500毫升。

（2）用药汁冲泡菊花，加入冰糖，代茶饮。

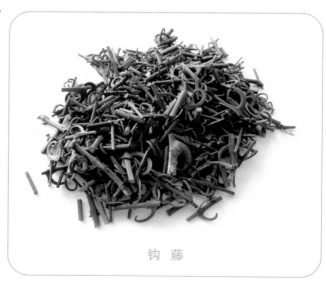

钩 藤

▲功用解析

　　菊花、决明子清肝明目而降血压，山楂活血化瘀可降血脂，钩藤清热平肝。本饮对于肝阳上亢、头目眩晕者最为适宜。

★青椒苹果菠萝汁

▲适用人群

　　高血压、高脂血症、冠心病、动脉粥样硬化患者。

▲用法宜忌

　　胃溃疡、食道炎、咳喘、咽喉肿痛、痔疮患者不宜食用。

▲材料

　　青椒2个，菠萝200克，苹果100克，蜂蜜、柠檬汁适量。

▲做法

　　（1）将材料洗净，苹果削皮去核，青椒去蒂、子，菠萝去皮去硬芯，分别切成丁。

　　（2）上述三丁一起放入榨汁机中榨汁。

　　（3）加入蜂蜜与柠檬汁拌匀即可。

▲功用解析

　　常饮此汁，不仅有很好的预防高血压作用，还可以迅速消除疲劳，更有养颜美容的作用。

高脂血症调理药膳

高脂血症主要指血液中胆固醇含量增高，或者甘油三酯含量增高，或是两者皆增高。临床表现为脂质在真皮内沉积所引起的黄色瘤，以及脂质在血管内皮沉积所引起的动脉粥样硬化，并产生冠心病和周围血管病等。高脂血症在中老年人中十分常见，严重影响了中老年人的正常生活。产生高脂血症的原因，主要是饮食不节，如偏食、恣食肥甘厚味，或情志失调，如过于思虑，以及年迈体虚、肾气渐衰等。

★首乌黑豆炖甲鱼

▲**适用人群**

高脂血症、冠心病及肝炎、肝脾肿大患者。

▲**用法宜忌**

饮汤吃肉，佐餐。

▲**材料**

首乌30克，黑豆60克，甲鱼（又名鳖）1只，红枣3颗，生姜3片，盐、鸡精、植物油各适量。

▲**做法**

（1）甲鱼洗净去内脏，切块，入五成熟的油锅中略炒。

（2）将甲鱼块同黑豆、首乌、红枣（去核）、生姜片一起放进炖锅内，加适量水炖1小时，加盐、鸡精调味即可。

▲**功用解析**

首乌有补精血、益肝肾之功效，能阻止胆固醇在体内沉积，防治动脉粥样硬化。黑豆可治高血压、胆固醇增高症。甲鱼能滋阴补益肝肾，散结消肿。

★山楂消脂饮

▲适用人群

高脂血症患者。

▲用法宜忌

每日3次。

▲材料

山楂30克，生槐花5克，嫩荷叶15克，草决明10克，白糖适量。

▲做法

（1）将山楂、生槐花、嫩荷叶、草决明放入锅中，加水煎煮。

（2）待山楂将烂时，用大勺将其碾碎，再煮10分钟。

（3）滗出汁液，加少量白糖调味即可。

▲功用解析

山楂有扩张冠状动脉和促进胆固醇排泄的作用，并能降低血压。槐花能有效降低肝、主动脉及血液中胆固醇的含量。荷叶化湿降脂。草决明疏肝通便降脂。

★决明子粥

▲适用人群

高血压、高脂血症引起的头痛、习惯性便秘患者。

▲用法宜忌

每日1次，可加糖调味服食。

▲材料

决明子10~15克，大米50克。

▲做法

（1）将决明子炒到微有香气，加水煎取药汁。

（2）将大米洗干净，放入锅内，倒入决明子汁煮粥即可。

▲功用解析

此粥平肝、清热、活血，适合高血压、冠心病、心绞痛患者作为辅助食疗，可预防和治疗心血管疾病。

★首乌芹菜粥

▲适用人群

高脂血、动脉硬化、高血压等症患者。

▲用法宜忌

早晚服食。

▲材料

芹菜末100克，猪瘦肉末、何首乌各50克，大米120克，盐、味精适量。

▲做法

（1）将首乌入砂锅，加水100毫升，煎取浓汁。

（2）大米同首乌汁同煮。

（3）粥将好时，下瘦肉末和芹菜末，煮至米烂，加盐、味精调味即可。

▲功用解析

芹菜的各种维生素和磷、钙等微量元素含量较多，有镇静和保护血管的功效。首乌有补精血、益肝肾之功效。两味合用，具有补肾益气、降压降脂的功效。

★木耳山楂粥

▲适用人群

高脂血症。

▲用法宜忌

每日晨起，空腹随量顿服。

▲材料

木耳5克(黑木耳、银耳均可)，山楂30克，大米50克。

▲做法

（1）木耳泡发，洗净后撕成小朵。

（2）大米洗净，浸泡 1 小时备用。

（3）将木耳与山楂、大米放入砂锅中，加 500 毫升清水，煮成粥即可。

▲功用解析

黑木耳具有阻止血液中的胆固醇在血管壁上沉积和凝结的作用。经常食用黑木耳，可预防冠心病的发生和发作，对身体健康有益。

★三七首乌粥

▲适用人群

高脂血症患者。

▲用法宜忌

每日早、晚顿服。忌用铁锅。

▲材料

三七 5～10 克，何首乌 60 克，大米 100 克，红枣 10 克，白糖适量。

▲做法

（1）三七、何首乌洗净，放锅内加水煎 20 分钟取药汁，去渣。

（2）大米、红枣洗净，放入锅内，加适量白糖和水煮粥。

（3）将药汁倒入粥中，用文火煮至黏稠，熄火再盖 5 分钟即可。

▲功用解析

三七不仅可以预防冠心病、心绞痛、动脉硬化、高血压、脑血栓等疾病，还可以延缓衰老、强身健体。

★凉拌芹菜海带

▲适用人群

高脂血症、冠心病、高血压、甲状腺肿大患者。

▲用法宜忌

可经常食用。

▲ **材料**

芹菜梗200克，海带100克，黑木耳20克，盐、鸡精适量。

▲ **做法**

（1）黑木耳和海带洗净发透，切丝，用沸水焯熟。

（2）嫩芹菜梗洗净，切成3厘米长的段，用沸水煮3分钟，捞起。

（3）以上原料冷却后加盐、鸡精拌匀后即可。

▲ **功用解析**

海带含有丰富的碘、钙、铁、磷以及维生素等成分，有减脂降压的作用。本菜补气活血、凉血滋润。

月经不调调理药膳

　　月经不调是一种妇科常见病，许多女性为其所困扰。月经量过多或过少、月经周期不规律、月经频发或稀发以及闭经等，都是月经不调的表现。月经不调者会出现面色萎黄、面色苍白、肌肤过油、面部暗疮等众多肌肤问题。中医讲"经水出于肾"，调理月经就在于补肾。肾气充足，方能精血旺盛。

★西洋参炖乌鸡

▲适用人群

　　气血两虚所致的月经不调者。

▲用法宜忌

　　不宜同时用藜芦、五灵脂。

▲材料

　　乌鸡1只，西洋参、姜片、葱段各10克，料酒、盐、味精、胡椒粉适量。

▲做法

　　（1）西洋参润透，切薄片；乌鸡洗净。

　　（2）将西洋参、乌鸡、姜片、葱段、料酒同放炖盅内，加适量清水置武火上烧沸，再用文火炖至肉熟烂，加入盐、味精、胡椒粉调味即可。

▲功用解析

　　本膳滋阴生血、补气调经。

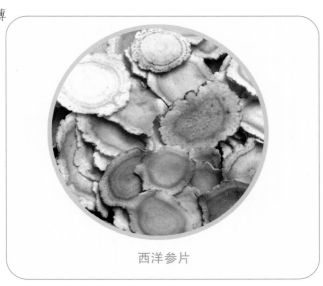

西洋参片

★仙灵脾炖羊肉

▲适用人群

更年期阳气不足，出现面色晦暗、腰酸怕冷、大便稀、月经量多质稀、面部肿胀等症状的者。

▲用法宜忌

每2～3日食用1剂，长期食用疗效较好。湿阻中满或有停饮、痰、火者忌食。有口干、手足心发热、潮热、盗汗等症状者，不宜服用。

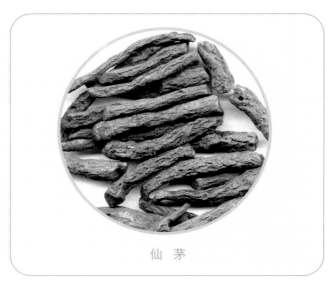

仙 茅

▲材料

羊肉250克，仙灵脾15克，仙茅、桂圆肉各10克，盐3克。

▲做法

（1）羊肉洗净，将仙灵脾、仙茅、桂圆肉用纱布包裹，共放砂锅内，加适量清水。

（2）武火煮沸后，文火炖煮3小时，去药包，加盐调味即可。

▲功用解析

仙灵脾、仙茅有补肾壮阳、祛风除湿的功效，桂圆肉温补心脾，羊肉具有温补作用。几味合用，滋补效果更好。本膳可温补肾阳。

★益母草汤

▲适用人群

月经量过多、色紫暗、夹有血块并伴痛经者。

▲**用法宜忌**

每日 1 剂，分 2 次服用。孕期女性忌食用。

▲**材料**

益母草 30 克，红糖 60 克。

▲**做法**

（1）益母草加 300 毫升水，武火煮沸后，转文火煎煮 20 分钟。

（2）取益母草汁加红糖即可。

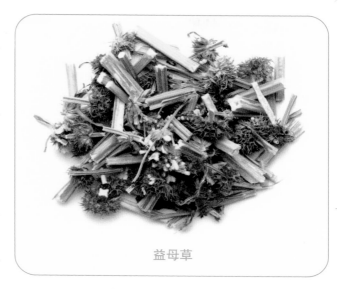

益母草

▲**功用解析**

益母草又名坤草，有活血祛瘀、利尿消肿之功效，常用于妇女血脉阻滞之月经不调、经行不畅、小腹胀痛、产后恶露不尽等病症的调养和治疗，为"妇科经产要药"。本汤饮可活血化瘀并止血。

★乌鸡归芪汤

▲**适用人群**

经期提前，月经量多，颜色淡，全身无力者。

▲**用法宜忌**

月经前每 3 天 1 剂，分 3 次吃完，连续食用 2 剂。湿盛中满、大便泄泻者用此膳应去掉当归。

▲**材料**

乌鸡 1 只，黄芪 15 克，当归、茯苓各 10 克，盐、味精适量。

▲**做法**

（1）乌鸡宰杀后去毛及肠杂，洗净；黄芪、当归、茯苓洗净放入鸡腹内。

（2）鸡放砂锅内，加水，武火煮沸，文火煮至肉烂熟；去药渣，加盐、味精调味即可。

★红花通经益肤粥

▲适用人群

体瘦、血瘀症导致的月经不调的妇女；面部有黑斑、体瘦、月经量少的妇女；体瘦、脸上皱纹多的高血压、高血脂、动脉硬化病人。

▲用法宜忌

每日1次，分2次空腹食用，5次为1疗程，间隔5日后可服下一疗程。

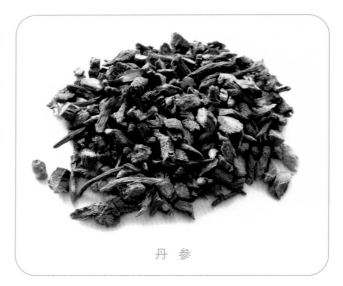

丹　参

▲材料

糯米100克，红花3克，当归10克，丹参15克，砂糖30克。

▲做法

（1）糯米洗净，用清水浸泡1小时。

（2）将红花、当归、丹参一起放入砂锅中，用水煎2次，取药汁。

（3）糯米置于砂锅中，加药汁与适量清水，武火煮沸转文火煨成粥，加砂糖拌匀即可。

★核桃莲子粥

▲适用人群

月经提前、经量多、经血颜色淡、质清稀，伴有腰酸、头晕、耳鸣、面色晦暗者。

▲ **用法宜忌**

每2~3日食用1剂，长期食用疗效好。便秘及产后忌食莲子。

▲ **材料**

大米100克，核桃肉60克，去芯莲子30克。

▲ **做法**

（1）核桃肉、莲子、大米淘洗干净。

（2）将三味一同放在锅内，加适量清水，中火煮成粥即可。

乳腺增生调理药膳

乳房是女人的第二生命。乳腺增生是一种最常见的女性乳房疾病，是指当卵巢分泌的雌激素水平和黄体酮激素不协调而导致的乳腺上皮和纤维组织增生。表现为乳房疼痛、乳房肿块、乳头溢液等。中医学称乳腺增生为"乳癖"，认为乳房与肝肾关系最为密切，肝郁气滞、情志内伤在乳腺增生发病过程中有重要影响。防止乳腺增生的根本就在于保持肾气充足、肝肾畅通。

★猪肉扁豆枸杞汤

▲ **适用人群**

气血瘀滞型乳腺增生者。

▲ **材料**

猪瘦肉150克，白扁豆50克，枸杞子30克，盐、味精、姜末、葱花适量。

▲ **做法**

（1）猪瘦肉洗净、切丝；白扁豆洗净，撕掉筋；枸杞子洗净。

（2）将猪肉丝与白扁豆、枸杞子一同放入锅内，加适量水炖煮至猪肉熟烂，加入盐、姜末、葱花、味精调味即可。

★刀豆木瓜肉片汤

▲ **适用人群**

乳腺增生者，见乳房胀痛、腋下淋巴肿大。

▲ **用法宜忌**

日常佐餐随量饮食。

▲ **材料**

猪瘦肉、刀豆各50克，木瓜100克，盐、料酒、水淀粉、姜末、葱花适量。

▲ **做法**

（1）猪瘦肉洗净，切成薄片，放入碗中，加盐、水淀粉抓匀。

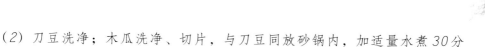

（2）刀豆洗净；木瓜洗净、切片，与刀豆同放砂锅内，加适量水煮30分钟，用洁净纱布过滤，取汁后放回砂锅内。

（3）砂锅中加适量清水，武火煮沸，加入肉片，搅匀。

（4）肉汤中烹入料酒，再次煮沸，加葱花、姜末和少许盐，拌匀即可。

▲功用解析

木瓜具有平肝和胃、舒筋活络、软化血管、抗菌消炎、抗衰养颜、抗癌防癌、增强体质之保健功效。它独有的番木瓜碱具有抗菌抗肿瘤功效，并能阻止人体内致癌物质亚硝胺的合成，对淋巴性白血病细胞具有强烈抗癌活性。木瓜酶对乳腺发育很有助益，催奶的效果显著，乳汁缺乏的妇女食用能增加乳汁。

★海带拌鸡丝

▲适用人群

乳腺增生者，见有肿块、触痛。

▲用法宜忌

佐餐随量食用。

▲材料

海带200克，鸡脯肉100克，植物油、盐、香油、醋、酱油、姜末、蒜末适量。

▲做法

（1）海带洗净，切成细丝，放入沸水中煮熟，捞出沥干水分。

（2）鸡脯肉洗净，切成丝，加盐、酱油拌匀，腌渍片刻

（3）锅内放少许植物油烧热，放入鸡丝滑散，至变色后盛出沥油。

（4）将海带丝、鸡丝放入大碗中，加适量盐、香油、醋、蒜末、姜末拌匀即可。

★鲜橙汁米酒

▲适用人群

乳腺增生者，见有肿块、触痛。

▲用法宜忌

日常佐餐随量饮食。

▲材料

鲜橙汁100毫升，米酒50毫升。

▲做法

将米酒与鲜橙汁混合搅匀即可饮用。

★萝卜拌海蜇皮

▲适用人群

乳腺增生者，大拇指和食指压拧乳头有异常分泌物。

▲用法宜忌

佐餐食用。

▲材料

白萝卜200克，海蜇皮100克，盐、植物油、白糖、香油、葱花适量。

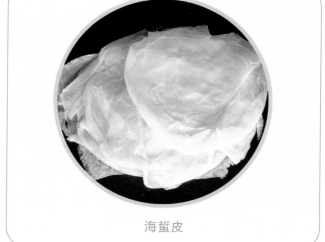

海蜇皮

▲做法

（1）白萝卜洗净，切成细丝，加少许盐腌渍一会儿，沥去水分。

（2）海蜇皮切成丝，入沸水中焯烫，再放入清水中，然后沥干水分。

（3）将萝卜丝与海蜇丝一起放入碗中，加少许盐拌匀。

（4）锅内放入少许植物油，烧热后放入葱花炸香，趁热将葱油淋入碗内，加白糖、香油拌匀即可。

★乌鸡炖黑豆

▲适用人群

肝肾不足者，见身体虚弱、少气懒言、面色苍白、血虚头晕、肾虚腰酸，也适用于不孕不育者。

▲用法宜忌

本品为补益肝肾之品，脾胃虚弱、脘腹胀满、饮食减少、大便稀溏者不宜久服。

▲材料

乌鸡1只，黑豆250克，黑木耳30克，香菇10克，盐、姜末、葱段、味精适量。

▲做法

（1）乌鸡去毛，洗净内脏，切成块状；黑木耳泡发，洗净；香菇泡发，去蒂，切块。

（2）将乌骨鸡与黑豆加入适量姜末、葱段同煮熬汤，至肉熟豆酥。

（3）加入黑木耳和香菇再煮片刻，加入适量盐、味精调味即可。

▲功用解析

黑木耳能益智健脑、滋养强壮、凉血止血、益气润肺、养胃健脾，可以作为肿瘤病人的食疗方。乌骨鸡具有很好的药用和食疗作用，是补虚劳、养身体的佳品。

★海带鳖甲猪肉煲

▲适用人群

气滞痰凝者，见情志抑郁、胸胁胀满疼痛、乳房胀痛或胁下肿块等。

▲ **用法宜忌**

每日分2次食用。本膳为理气散结之品，性偏咸寒，怀孕早期、脾胃虚寒者都不宜多服。

▲ **材料**

海带120克，鳖甲60克，猪肉200克，凤尾菇65克，胡椒粉、盐、味精、葱、姜适量。

▲ **做法**

（1）鳖甲尽量弄成小碎块。

（2）猪肉洗干净，切成小块，放入沸水中焯一下，加点料酒除去腥味。

（3）海带用热水泡开，洗净，切成丝。

（4）姜洗净切片，葱洗净切段，凤尾菇洗干净。

（5）把海带、鳖甲、瘦肉、凤尾菇、葱姜放入锅中，先用武火煮15分钟，改文火再煮1.5小时，加入适量胡椒粉、盐、味精调味即可。

更年期综合征调理药膳

随着年龄的增长，女性卵巢功能减退，雌激素水平下降，而垂体功能亢进，会分泌过多的促性腺激素，从而引起自主神经功能紊乱，出现更年期综合征。主要表现为月经延迟、次数和量越来越少，最后完全停止。伴随着月经的变化，会出现情绪不稳定、易激动、注意力难于集中、心悸、失眠、抑郁等。中医认为更年期综合征是因为肾气不足而破坏了阴阳平衡。

★萱草忘忧汤

▲适用人群

更年期易怒忧郁、虚烦不安、忧郁烦恼、夜不能眠、注意力难以集中、记忆力下降者。

▲用法宜忌

每日1剂，睡前温服。

▲材料

合欢花10克，黄花菜、蜂蜜各20克。

▲做法

（1）黄花菜用清水泡发，洗净。

（2）将黄花菜、合欢花一同放入砂锅内，加适量水，武火煎沸后转文火煎煮20分钟，取汁，放至温热，加入蜂蜜即可。

▲功用解析

黄花菜有清心、宁

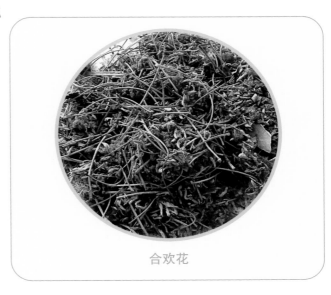

合欢花

神、益智功效。合欢花是一种神经系统的镇静壮剂，具有舒解郁结、缓和紧张、减轻疲劳等作用。蜂蜜含有丰富的营养素和酶类，能促进人体的新陈代谢。本汤除烦解郁、安神益智。

★二仙龟汤

▲适用人群

更年期出现的性欲减退、心烦易怒、健忘、失眠等症患者。

▲用法宜忌

每日1剂，吃龟肉、百合，随量喝汤。

▲材料

龟肉150克，仙灵脾、仙茅各10克，百合20克，料酒、盐、姜片适量。

▲做法

（1）仙灵脾、仙茅洗净装入纱布袋，龟肉洗净切小块。

（2）将药包、龟肉及百合共同放入砂锅，加料酒、盐、姜片和适量清水。

（3）文火煮至龟肉熟烂，捞出药袋即可。

▲功用解析

仙灵脾性温，味辛、甘，归肝、肾经，可补肾阳、强筋骨、祛风湿。仙茅具有补肾助阳、益精血、强筋骨和行血消肿的作用，主要用于肾阳不足、阳痿遗精、虚痨内伤和筋骨疼痛等病症。几味合用，可用于更年期虚损者的日常食疗。

★甘草红枣汤

▲适用人群

更年期心烦不寐、哭笑无常、胆怯易惊、心悸梦多、多汗的患者。

▲用法宜忌

水煎代茶饮，每日1剂。

▲材料

生小麦30克，红枣、甘草各5克。

▲做法

生小麦、红枣、甘草加水煎1小时，饮服。

▲功用解析

甘草能和中缓急，小麦可以养心和肝，红枣可以补气和血。三味合用，可养血安神，除烦效果较好。

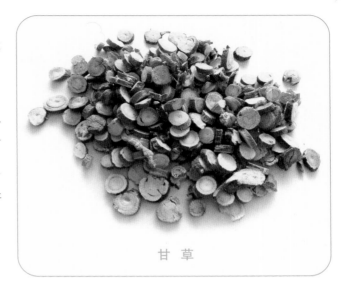

甘草

★黄精鸡

▲适用人群

气血亏虚型更年期综合征患者，见头晕目眩、心悸失眠、耳鸣健忘等。

▲用法宜忌

分2次食用。

▲材料

黄精30克，山药60克，鸡肉500克，盐、鸡精适量。

▲做法

（1）黄精、山药、鸡肉放入炖盅内，加适量水。

（2）炖盅放入锅中，水炖熟，加盐、鸡精调味后即可。

▲功用解析

黄精具有益气养阴，补肺、脾、肾三经的作用，久服能轻身延年。

★龙牡粥

▲适用人群

头痛耳鸣、头晕目眩、心神不安、心悸怔忡、失眠多梦、自汗、盗汗患者，对更年期高血压也有效果。

▲用法宜忌

每日1剂。

▲材料

石决明、龙骨、牡蛎各30克，糯米100克，红糖适量。

▲做法

（1）石决明、龙骨、牡蛎与300毫升水一同放入砂锅中，武火煎沸，转文火煎40分钟，去药渣取汁。

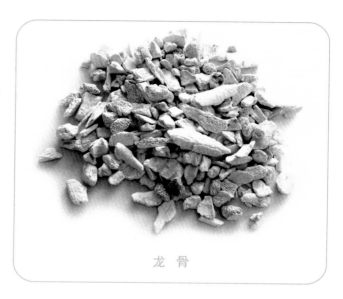

龙 骨

（2）药汁中加糯米、600毫升水煮成粥，加红糖食用即可。

▲功用解析

龙骨为一些野生动物的骨骼化石，牡蛎为贝壳，二者均有潜阳、镇静安神之效。石决明平肝潜阳、镇静。本方有平肝潜阳、镇静安神之功效。

★合欢花粥

▲适用人群

更年期综合征见心烦失眠者。

▲用法宜忌

宜温热食用。

▲材料

干合欢花30克（如用鲜品取50克），大米50克。

▲做法

（1）干合欢花布包，加300毫升水，煎20分钟，取汁。

（2）将合欢汁与大米一同加水如常法煮粥，至米开花粥稠时即可。

▲**功用解析**

合欢花性味甘平，入粥香甜，有安神、疏肝解郁之功效。

★益气养血安神粥

▲**适用人群**

更年期综合征妇女，见精神恍惚、时常悲伤欲哭、不能自持、失眠多梦。

▲**用法宜忌**

每日2次，空腹温食。

▲**材料**

小麦100克，黄芪、夜交藤各30克，当归、桑叶各12克，三七6克，胡麻仁10克，红枣10颗，白糖适量。

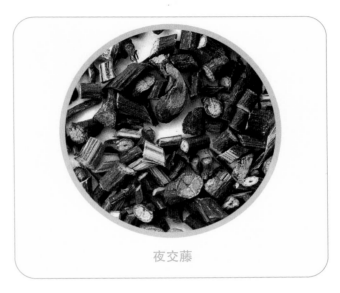

夜交藤

▲**做法**

（1）小麦洗净，用清水浸泡1小时。

（2）黄芪、夜交藤、当归、桑叶、三七、胡麻仁一同放入砂锅中，加水煎取汁液。

（3）将小麦及红枣放入药汁中煮成粥，加白糖调味即可。

▲**功用解析**

黄芪有益气固表、敛汗固脱、利水消肿之功效，用于治疗气虚乏力、中气下陷、血虚萎黄等。炙黄芪益气补中，生用固表托疮。几味合用，对更年期烦躁、失眠有较好的调理作用。

脱发调理药膳

脱发是一种很正常的生理现象，因为头发也有一个生长周期，一般而言，每天要脱发50～75根。如果头发异常或过度脱落，则是一种病症。疾病因素、营养不足、饮食不合理、化学污染等，都会导致脱发。中医讲"肾藏精，主生殖，其华在发"，是说脱发的病因主要在于肾。肾气不足，则血液循环疲软，营养无法到达头顶，毛囊得不到滋润，就会脱落。

★首乌黄豆烩猪肝

▲ **适用人群**

脱发、毛发干燥者的。

▲ **用法宜忌**

佐餐服食。

▲ **材料**

新鲜猪肝250克，水发黄豆100克，何首乌15克，葱、姜、盐、白糖、鸡精、植物油适量。

▲ **做法**

（1）首乌放入砂锅中，加水煮沸20分钟，取药汁。

（2）姜洗净切片；葱洗净切段。

（3）炒锅置火上，放入少量植物油烧热，下黄豆煸炒至出香味，倒入首乌汁，煮沸后下猪肝、姜片、葱段，武火烧沸后转用文火焖煮至豆酥，加盐、鸡精、白糖调味，起锅即可。

▲ **功用解析**

本膳首乌与黄豆、猪肝同烩能补肝肾、益精血、乌须发、强筋骨，用于血虚萎黄、眩晕耳鸣、须发早白、腰膝酸软、肢体麻木、崩漏带下、久病体虚等。

★桑葚百合粥

▲适用人群

肝阴虚引起的头晕目眩、视力减退、睡眠欠佳、须发早白、皮肤干燥、肠燥便秘者。

▲用法宜忌

每日1次，可分餐食用。脾胃虚寒而泄泻者不宜服用此粥。

▲材料

鲜桑葚15克，糯米100克，鲜百合、冰糖各30克。

▲做法

（1）桑葚洗净，用清水浸泡2小时；百合去尖，洗净，用清水浸泡2小时。

（2）糯米淘洗干净，用清水浸泡1小时后放入砂锅内，加入桑葚、百合及浸泡桑葚、百合的水。

（3）武火煮沸后，转文火煨成粥；粥成时加入冰糖，煮至冰糖溶化即可。

▲功用解析

此粥补肾益精、滋肝明目、安神养心、丰肌泽发、乌发固齿。

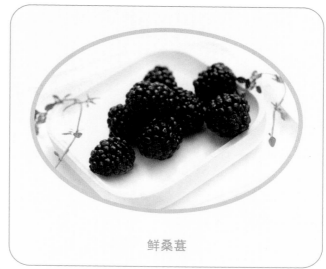

鲜桑葚

★双黑粥

▲适用人群

肾精不足引起的脱发者，伴有精神不振的症状。

▲用法宜忌

趁热随量服用。

▲**材料**

黑芝麻、黑米各100克，红糖适量。

▲**做法**

（1）黑芝麻淘洗干净，晾干，炒熟后研碎成粉；黑米淘洗净后，用清水浸泡40分钟左右。

（2）砂锅置火上，加入适量清水，放入泡好的黑米，武火烧沸后，转文火熬煮成粥，关火撒上黑芝麻粉，加入红糖搅拌均匀，盛入碗中即可。

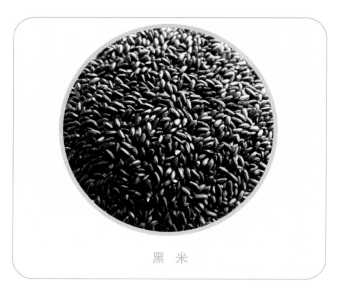

黑　米

▲**功用解析**

黑芝麻连皮一起食用不易消化，从摄取营养的角度来说，去皮黑芝麻比带皮黑芝麻的营养价值高。将芝麻磨碎后再食用，可提高人体对其营养成分的吸收。

★桑葚乌发润肤粥

▲**适用人群**

中老年人，有高血压、高脂血症的病人。

▲**用法宜忌**

每日1次，分3天服完。脾胃虚寒而泄泻者不宜服用此粥。

▲**材料**

桑葚、黑芝麻各60克，大米100克，白糖20克。

▲**做法**

（1）大米淘洗干净，用清水浸泡半小时。

（2）桑葚洗净，芝麻研磨成细粉。

（3）大米放在砂锅内，加入桑葚、芝麻粉，加清水，武火煮沸转文火煨成粥，加入白糖调味即可。

▲ 功用解析

本粥滋阴养血、乌发泽肤、补气益肺、延年益寿。

★栗子红枣粥

▲ 适用人群

气血两亏引起的脱发者。

▲ 用法宜忌

每日2次。

▲ 材料

栗子粉200克，红枣50克，桂圆肉10克，蜂蜜20毫升。

▲ 做法

（1）红枣洗净去核，与桂圆肉一起放入砂锅中，加适量水，煮沸30分钟。

（2）放入栗子粉再煮10分钟，加适量蜂蜜调味即可。

▲ 功用解析

此粥荣颜、润肤、乌发，用之可使面色红润、头发油黑、皮肤洁白。栗子中所含的丰富的不饱和脂肪酸和维生素、矿物质，是抗衰老、延年益寿的滋补佳品。

食材索引

A

阿胶	068,135
鹌鹑	102,188

B

白扁豆	015,071,072,208
白果	043,078
白芦笋	017
白芝麻	070,178
百合	015,017,018,022,035, 139-141,186,187,214, 219
柏子仁	188,189
蚌肉	093
鲍鱼	114
荸荠	080,081,083
菠萝	097,147,159,197
薄荷	127

C

糙米	094,176
车前草	099,173

D

刀豆荚	072

E

鹅脯肉	084

F

番茄酱	147,179
凤尾菇	101,212
佛手瓜	152
茯苓	003,068,069,071,072, 102,103,134,185,205

G

干贝	114
橄榄	104,123,124
橄榄菜	104,105
枸杞藤	107
龟肉	214
桂花	088,089,091,092
桂圆	029,030,057,058,064, 068,075,076,085,088, 117,184,185,187,188, 191,192,204,221

H

海参	073,114,153,181,182, 194

引

海螺肉	114
蚝豉	146,147
合欢花	213,214,216,217
何首乌	106,175,176,200,201,
	218
核桃仁	033,058,059,092,185
黑豆	037,038,113,115,116,
	198,211
黑米	037,115,220
黑枣	037,158
黑芝麻	037,115,116,178,185,
	220
红小豆	057,058,085,087,102,
	103,166,170
怀山药	013,040,041,072,076
槐花	075,199
鲩鱼	040
黄花菜	085,086,213
黄鳝	004,074,153

J

鸡肝	118,119,121
鸡心	121
鸡血	066
鸡腰	118,119
鸡胗	121
鲫鱼	067,155,161
甲鱼	076,078,079,198
茭白	192,193
芥蓝	027

金瓜	091
金橘饼	189,190
金钱草	173
菊花	005,019,033,034,088,
	089,117,118,120,124,
	126,127,168,196,197
蕨菜	183

K

口蘑	108,109

L

荔枝	015,053,190
荔枝干	053
栗子粉	221
莲子	005,015,022,023,043,
	072,085-088,093,159,
	186,190,207
菱角	079,080
柳松菇	196
芦荟	046,047,168,169
绿豆	005,015,018,020,025,
	056,077,123
螺蛳	042

M

马齿苋	024,025
马兜铃	135
杧果	140
毛桃花	177
玫瑰	008,172,192

蜜饯　　009
蜜枣　　159,189,190
魔芋　　029,030,098,099
牡蛎　　147,216
木瓜　　040,044,093,208,209

N

年糕　　159
牛肚　　151
牛奶　　015,017,044,067,085,
　　　　089,093,155,161

P

苹果　　009,046,047,157,197
苹果脯　009
葡萄干　029,030,159

Q

荠菜　　007
芡实　　011,012,115
荞麦粉　172
青梅　　159
琼脂　　181

S

桑葚　　219,220
桑叶　　126,127,217
山豆根　144,145
山楂　　169,170,178,179,196,
　　　　197,199-201
山楂糕　111,179

柿饼　　143
松子仁　180
酸枣仁　184,185,189

T

田螺　　160
兔肉　　012,051

W

豌豆苗　026
乌鸡　　040,041,056,089,203,
　　　　205,211
乌灵参　186
乌梅肉　146

X

西米　　179
虾仁　　104,105,171,192,193
虾子　　181,182
鲜贝　　104,105
咸鸭蛋　146,147
蚬肉　　114
杏脯　　009
杏仁　　088,135,138,152,181
杏肉　　038
雪里蕻　100

Y

羊肚　　163,164
羊肝　　061
羊蹄　　156

羊头　　156
羊心　　192
羊腰　　045
洋菇　　091
椰子　　089
薏米　　003,020,085,091,098,
　　　　134,153,170
银耳　　004,015,023,027,028,
　　　　031,038,040,088,091,
　　　　097,136,179,200
樱桃　　087,088,181
鱼头　　120,144
玉兰片　154
玉米笋　065,194

玉米须　166,167

Z

猪大肠　076,077
猪肝　　006,050,104,119,120,
　　　　218
猪脑　　187
猪皮　　049,050,090
猪蹄　　085,086,092,113
猪血　　050,051,052,053
猪腰　　039,195
猪肘　　036,114,115
竹荪　　196
紫菜　　178